essentials

Essentials liefern aktuelles Wissen in konzentrierter Form. Die Essenz dessen, worauf es als „State-of-the-Art" in der gegenwärtigen Fachdiskussion oder in der Praxis ankommt. *Essentials* informieren schnell, unkompliziert und verständlich

- als Einführung in ein aktuelles Thema aus Ihrem Fachgebiet
- als Einstieg in ein für Sie noch unbekanntes Themenfeld
- als Einblick, um zum Thema mitreden zu können

Die Bücher in elektronischer und gedruckter Form bringen das Fachwissen von Springerautor*innen kompakt zur Darstellung. Sie sind besonders für die Nutzung als eBook auf Tablet-PCs, eBook-Readern und Smartphones geeignet. *Essentials* sind Wissensbausteine aus den Wirtschafts-, Sozial- und Geisteswissenschaften, aus Technik und Naturwissenschaften sowie aus Medizin, Psychologie und Gesundheitsberufen. Von renommierten Autor*innen aller Springer-Verlagsmarken.

Maria Witt-Wallert · Lisa Börmel ·
Stefan Lorkowski

Vitamin E im Überblick

Physiologie und Bedeutung für die Gesundheit

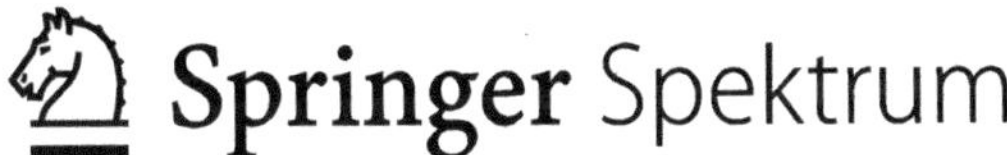

Maria Witt-Wallert
Friedrich-Schiller-Universität Jena
Institut für Ernährungswissenschaften
Jena, Deutschland

Lisa Börmel
Friedrich-Schiller-Universität Jena
Institut für Ernährungswissenschaften
Jena, Deutschland

Stefan Lorkowski
Friedrich-Schiller-Universität Jena
Institut für Ernährungswissenschaften
Jena, Deutschland

ISSN 2197-6708　　　　　　　　ISSN 2197-6716 (electronic)
essentials
ISBN 978-3-662-73589-3　　　　ISBN 978-3-662-73590-9 (eBook)
https://doi.org/10.1007/978-3-662-73590-9

Die Deutsche Nationalbibliothek verzeichnet diese Publikation in der Deutschen Nationalbibliografie; detaillierte bibliografische Daten sind im Internet über https://portal.dnb.de abrufbar.

Planung/Lektorat: Ken Kissinger
Springer Spektrum ist ein Imprint der eingetragenen Gesellschaft Springer-Verlag GmbH, DE und ist ein Teil von Springer Nature.
Die Anschrift der Gesellschaft ist: Heidelberger Platz 3, 14197 Berlin, Germany

Wenn Sie dieses Produkt entsorgen, geben Sie das Papier bitte zum Recycling.

Was Sie in diesem *essential* finden können

- Grundlagen zu Vitamin E (Struktur, Vitaminfunktion und Metabolismus)
- Antioxidative und nicht-antioxidative Eigenschaften von Vitamin E
- Zufuhrempfehlungen, Versorgungslage und Sicherheitsaspekte

Rolle von Vitamin E in physiologischen Prozessen sowie als vielversprechender Ansatz in der Prävention und Therapie kardiometabolischer und entzündlicher Erkrankungen

Inhaltsverzeichnis

Einleitung 1

Vitamin E ist ein essenzieller Nährstoff mit vielfältigen physiologischen Funktionen. Neben seiner bekannten antioxidativen Wirkung, durch die es Zellstrukturen vor oxidativem Stress schützt, spielt es eine zentrale Rolle in der Immunmodulation, der Signalübertragung sowie der Regulation der Gen- und Proteinexpression. Aufgrund dieser Funktionen gilt Vitamin E als potenziell wichtiger Faktor in der Prävention und möglicherweise auch in der Therapie chronischer Erkrankungen. Dennoch bleibt Vitamin E in der öffentlichen Wahrnehmung häufig im Hintergrund.

Dieses Buch bietet eine kompakte und wissenschaftlich fundierte Einführung in die Welt von Vitamin E. Es behandelt die biochemischen Grundlagen, physiologischen Wirkmechanismen und potenziellen Anwendungsbereiche in Prävention und Therapie. Durch eine systematische Aufarbeitung der aktuellen Forschung soll ein vertieftes Verständnis dieses vielseitigen Nährstoffs ermöglicht werden.

M. Witt-Wallert et al., *Vitamin E im Überblick*, essentials,
https://doi.org/10.1007/978-3-662-73590-9_1

Formen von Vitamin E

2

Der Begriff „Vitamin E" beschreibt eine Gruppe von acht strukturverwandten Tocochromanolen pflanzlichen Ursprungs (Birringer et al. 2018). Das Grundgerüst aller Kongenere von Vitamin E ist ein Chromanolring mit einer Hydroxylgruppe (-OH) an Position C6 sowie einer aliphatischen C16-Seitenkette. Die Sättigung der Seitenkette an den Positionen C3′, C7′ und C11′ unterscheidet die Tocopherole (TOH) mit gesättigter Seitenkette von den Tocotrienolen (T3) mit ungesättigter Seitenkette. Das Methylierungsmuster am Chromanolring (R1–R3) an den Positionen C5, C7 und C8 bildet die α-, β-, γ- und δ-Form der Tocopherole und Tocotrienole (Abb. 2.1). Die natürlich vorkommende Form von α-TOH liegt zu 100 % als *RRR*-Stereoisomer vor. Chemisch synthetisiertes *all-rac*-α-TOH ist hingegen ein Gemisch aus acht Stereoisomeren (*RRR, RRS, RSR, RSS, SRR, SSR, SRS, und SSS*), die jeweils zu gleichen Teilen vorkommen. Es weist somit lediglich die Hälfte der Stereoisomere in der *2R*-Konfiguration auf.

M. Witt-Wallert et al., *Vitamin E im Überblick*, essentials,
https://doi.org/10.1007/978-3-662-73590-9_2

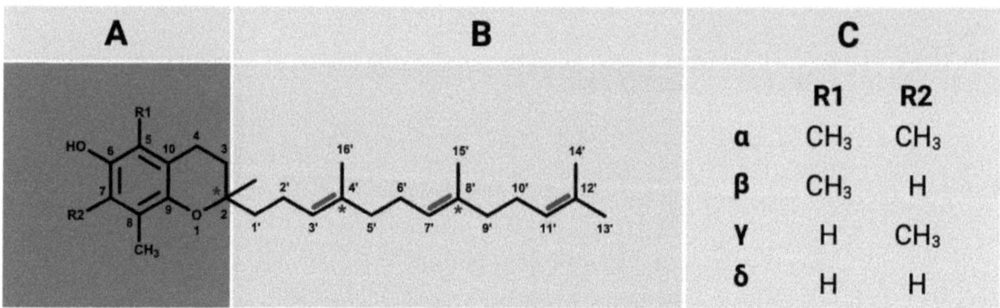

Abb. 2.1 Struktur von Vitamin E: (A) Grundgerüst der Tocopherole und Tocotrienole mit aromatischem Chromanring. (B) Aliphatische Seitenkette, die bei Tocopherolen gesättigt und bei Tocotrienolen mehrfach ungesättigt ist. (C) Übersicht der Substituenten an den Positionen R1 und R2 für die einzelnen Kongenere (α, β, γ, δ) wie dargestellt. * symbolisiert die drei chiralen Zentren an C2, C4' und C8' der Tocopherole; Tocotrienole haben aufgrund der Doppelbindungen nur ein chirales Zentrum an C2. Verwendete Abkürzungen: Rest (R). Created in BioRender

Warum ist Vitamin E ein Vitamin? 3

Vitamine sind organische Verbindungen, die der Organismus nicht oder nicht in ausreichender Menge selbst synthetisieren kann, die aber für lebenswichtige Funktionen benötigt werden. Sie gehören zu den essenziellen Mikronährstoffen und sind keine Energielieferanten (Hahn et al. 2023). Vitamin E ist ein fettlösliches Vitamin, das als Antioxidans bekannt ist, da es zum Schutz der Zellmembranen vor Lipidperoxidation beiträgt (Khadangi and Azzi 2019) (Abschn. 7.1).

Ursprünglich wurde Vitamin E als „Faktor X" bezeichnet und als Antifertilitätsfaktor entdeckt, da Ratten mit einer Defizienz dieses Nährstoffs in ihrer Nahrung vermehrt unter Trächtigkeitsresorptionen litten (Evans und Bishop 1922). Ob diese Ergebnisse auf den Menschen übertragbar sind, ist bis heute ungeklärt (Traber 2021). Es gibt keine eindeutigen Belege dafür, dass die Einnahme von Vitamin-E-Präparaten während der Schwangerschaft Vorteile bietet. Dennoch weisen Studien darauf hin, dass ein Vitamin-E-Mangel in unterernährten Bevölkerungsgruppen mit Fehlgeburten und Anämien in Verbindung gebracht werden kann (Ajayi et al. 2012; Shamim et al. 2015). Ein Mangel an Vitamin E kann zahlreiche Symptome zur Folge haben. Dazu zählen Störungen der Plazentation, neuromuskuläre Beeinträchtigungen, hämolytische Anämie, Retinopathie, eine verminderte Immunität sowie Entzündungen (Traber 2021). Dass Vitamin E eine entscheidende Rolle bei der Entwicklung des Nervensystems spielt, konnte an Vitamin-E-defizienten Zebrafischen gezeigt werden (Head et al. 2020). Bei Patienten mit einer Ataxie mit Vitamin-E-Mangel (*ataxia with vitamin E deficiency*, AVED), verursacht durch einen Defekt des α-TOH-Transferproteins (α-TTP), konnte bisher nur α-TOH in den stereoisomeren *RRR*- oder *2R*-Konfigurationen den Vitamin-E-Mangel ausgleichen (Traber et al. 1990). α-TOH gilt deshalb als die aktive Form beim Menschen und ist zudem das Kongener, das vorrangig im Körper akkumuliert wird

© Der/die Autor(en), exklusiv lizenziert an Springer-Verlag GmbH, DE, ein Teil von Springer Nature 2026
M. Witt-Wallert et al., *Vitamin E im Überblick*, essentials,
https://doi.org/10.1007/978-3-662-73590-9_3

(Leonard et al. 2005; Azzi 2018). Die Vitaminfunktion wird von den *2R*-Enantiomeren (*RRR, RRS, RSR, RSS*) des α-TOH erfüllt (IOM 2000). Alle anderen Vitamin-E-Formen werden weniger stark von α-TTP gebunden, sodass sie bevorzugt verstoffwechselt und ausgeschieden werden. Dies deutet darauf hin, dass die *2R*-Formen von α-TOH für den Körper essenziell sind, wobei noch nicht im Detail verstanden ist, warum dies der Fall ist (Kiyose et al. 1997; Kaneko et al. 2000).

Neben ihrer metabolischen Relevanz unterscheiden sich die Vitamin-E-Kongenere auch hinsichtlich ihrer biologischen Aktivität, die mithilfe des Fötus-Resorptionstests an Ratten bestimmt wurde (Kamal-Eldin and Appelqvist 1996). In diesem Vergleich wird die quantitative Aktivität von α-TOH auf 100 % gesetzt; so weisen die anderen Kongenere geringere Aktivitäten von 50 % (β-TOH), 10 % (γ-TOH), 3 % (δ-TOH), 30 % (α-T3) und 5 % (β-T3) auf (Biesalski 2016). Die Wirksamkeit von α-TOH zeichnet sich darüber hinaus durch weitere Alleinstellungsmerkmale aus. Dazu zählen die effektivste Behandlung der Erkrankung AVED und die höchste antioxidative Kapazität (Bieri et al. 1976; Mariotti et al. 2004). Letztere wird durch die Verhinderung der oxidativen Hämolyse von Erythrozyten *in vitro* gemessen.

Zufuhrempfehlungen

4

Der Bedarf an Vitamin E ist unabhängig vom Geschlecht und hängt vom Alter ab. Die Zufuhrempfehlungen (Schätzwerte) der Deutschen Gesellschaft für Ernährung (DGE) Österreichischen Gesellschaft für Ernährung (ÖGE) sind in Abb. 4.1 dargestellt. Die empfohlene tägliche Zufuhr beträgt 3,5 mg/d Vitamin E (*RRR*-α-TOH; wobei 1 mg *RRR*-α-TOH 2 mg *all-rac*-α-TOH entspricht) für Säuglinge bis zum Alter von 4 Monaten und 5 mg/d für Säuglinge ab diesem Alter und bis zu einem Alter von 12 Monaten. Ab dem ersten Lebensjahr gilt für alle Altersgruppen sowie für Schwangere eine Zufuhrempfehlung von 8 mg/d Vitamin E. Lediglich für Stillende wird eine höhere Zufuhr von 13 mg/d empfohlen (DGE/ÖGE 2025). Im Gegensatz zu den bisherigen Berechnungsgrundlagen verwendet die DGE in ihren aktualisierten Zufuhrempfehlungen zur Ableitung der täglichen Vitamin-E-Zufuhr den Ausgleich der täglichen Verluste unter Berücksichtigung der Bioverfügbarkeit. Außerdem wurden die bisherigen Empfehlungen (DGE/ÖGE 2024), die in α-TOH-Äquivalenten angegeben sind, durch eine Zufuhrempfehlung für *RRR*-α-TOH ersetzt (DGE/ÖGE 2025). Abhängig vom Gesundheitszustand kann der Bedarf an Vitamin E jedoch erhöht sein. So können bspw. Erkrankungen, die mit mehr oxidativen Stress einhergehen, eine erhöhte Zufuhr von Antioxidantien erfordern.

Die sicherheitsbezogene Bewertung von Vitamin E ist durch erhebliche Unterschiede in den festgelegten tolerierbaren oberen Aufnahmegrenzen (*tolerable upper intake level*, UL) gekennzeichnet. Die Europäische Behörde für Lebensmittelsicherheit (*European Food Safety Authority*, EFSA) legt für Erwachsene ≥18 Jahren einen UL von 300 mg/d fest (EFSA 2024). Im Gegensatz dazu definierte die *National Academy of Medicine* (NAM; bis 2015 *Food and Nutrition Board des Institute of Medicine*, IOM) den UL für Erwachsene mit 1.000 mg/d jeglicher Form

M. Witt-Wallert et al., *Vitamin E im Überblick*, essentials,
https://doi.org/10.1007/978-3-662-73590-9_4

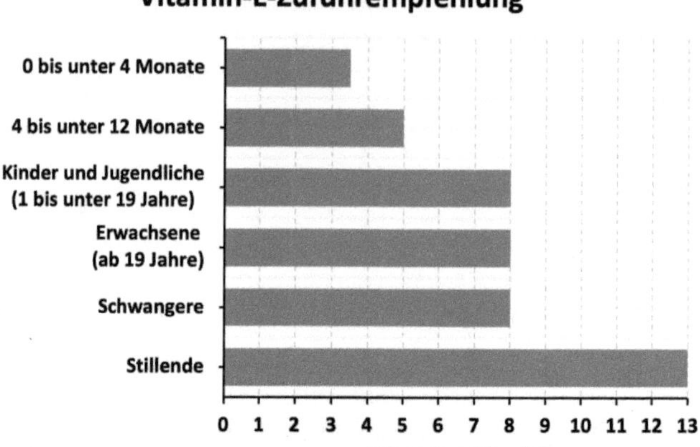

Abb. 4.1 Altersabhängige Referenzwerte (Schätzwerte) der DGE und ÖGE für die tägliche Zufuhr von Vitamin E (*RRR*-α-Tocopherol) (DGE/ÖGE 2025).

von ergänzendem α-TOH (IOM 2000). Diese Diskrepanzen verdeutlichen die bestehende Unsicherheit in der Risikobewertung und weisen auf die Notwendigkeit einer systematischen Gesamtbewertung der Sicherheitsdaten sowie einer kritischen Neubewertung der verfügbaren Evidenz hin (Eggersdorfer and Schettler 2022; Börmel et al. 2024).

Vorkommen

Die Gehalte an den verschiedenen Formen von Vitamin E in ausgesuchten Lebensmitteln sind in Tab. 5.1 zusammengefasst. Fettlösliche Vitamine werden in Verbindung mit Nahrungsfetten besonders gut resorbiert; so sind pures Obst und Gemüse nur bedingt geeignet, um den täglichen Bedarf an Vitamin E zu decken. Eine Ausnahme stellt die fettreiche Avocado dar. In tierischen Produkten ist Vitamin E, mit Ausnahme von α-TOH, lediglich in Spuren vorhanden (Wallert et al. 2020b). Obwohl das synthetische *all-rac*-α-TOH im Vergleich zum natürlich vorkommenden *RRR*-α-TOH lediglich die Hälfte der Stereoisomere in der *2R*-Konfiguration aufweist, spielt es eine entscheidende Rolle für die Versorgung mit Vitamin E (Smith et al. 2021). *All-rac*-α-TOH kann Lebensmitteln zugesetzt sein oder als Supplement Anwendung finden.

Aktuelle Studien zur Versorgungslage

Die Erfassung der Vitamin-E-Versorgung kann auf zwei verschiedene Arten erfolgen: Einerseits kann die Zufuhr über Nahrung und Nahrungsergänzungsmittel dokumentiert werden. Andererseits können die Serum- oder Plasmakonzentrationen gemessen werden. Bis 2024 erfolgte die Berechnung der Zufuhr von Vitamin E unter Berücksichtigung der verschiedenen Formen von Vitamin E als Vitamin-E-Äquivalente ausgehend vom α-TOH, wobei folgende Umrechnung zugrunde gelegt wurde (DGE/ÖGE 2024): 1 mg α-TOH-Äquivalent = 1 mg α-TOH (= 1,49 IE) entspricht 2 mg β-TOH, 4 mg γ-TOH, 100 mg δ-TOH bzw. 3,3 mg α-T3. 1 mg *RRR*-α-TOH wird 2 mg *all-rac*-α-TOH gleichgesetzt.

Die Nationale Verzehrstudie II (NVS II) erfasste die Nährstoffzufuhr in Deutschland und damit auch die Vitamin-E-Zufuhr in den Jahren 2005 bis 2007 bei 6000

Tab. 5.1 Tierische und pflanzliche Quellen von Vitamin E.

	Pflanzliche Quellen*	Tierische Quellen*
α-TOH	**Öle und Fette** Sonnenblumen, Weizenkeim, Maiskeim, Oliven, Raps, Reiskleie, Erdnuss, Palm	**Milch und Milchprodukte** Butter, Käse
	Nüsse und Nussähnliche Mandel, Haselnuss	**Eier**
	Samen Sonnenblumen, Leguminosen	**Fettige Fischsorten** Lachs, Makrele
	Getreide, Pseudogetreide Canihua, Chia, Quinoa	
	Früchte und Gemüse Avocado, grünes Blattgemüse (Mangold, Spinat), Brokkoli	
γ-TOH	**Öle** Leinensamen, Soja, Sesam, Maiskeim, Reis/Reiskleie, Erdnuss	Ist in geringen Mengen vorhanden; der Gehalt kann aber durch die Fütterung der Milchkühe beeinflusst werden.
	Nüsse und Nussähnliche Walnuss, Erdnuss	
	Samen Kidneybohnen	
β-TOH**	**Öle** Sonnenblumen, Weizenkeim, Maiskeim, Oliven, Raps, Reis/Reiskleie, Erdnuss	In Spuren vorhanden.
δ-TOH**	**Öle** Soja, Maiskeim, Oliven, Reiskleie, Erdnuss,	
α-T3**	**Öle und Fette** Reisöl/Reiskleie, Palm	
	Getreide Gerste, Hafer, Weizenkleie	
	Samen Annatto	
β-, δ-, γ-T3**	**Öle und Fette** Gerste, Weizenkeim, Maiskeim, Reiskleie, Palm	
	Getreide Hafer	
	Samen Annatto, Sesam	

Vitamin-E-Gehalte finden sich zusammengefasst in (Szymańska et al. 2017; Shahidi et al. 2021). Verwendete Abkürzungen: Tocopherole (TOH), Tocotrienole (T3).
* Genannt sind hier nur Lebensmittel mit relativ hohen Gehalten an Vitamin E. Andere, hier nicht aufgeführte Lebensmittel, enthalten ebenfalls Vitamin E, jedoch in geringeren mengen.
** Kommen in deutlich geringen Konzentrationen als α-TOH und γ-TOH in Lebensmitteln vor.

Personen. Der Median der Vitamin-E-Zufuhr (TOH-Äquivalente) von Männern und Frauen entsprach in etwa dem damaligen Referenzwert für die Vitamin-E-Zufuhr. Dennoch erreichen etwa 50 % der Kinder und Jugendlichen sowie der Erwachsenen im Alter von 19 bis 64 Jahren und der älteren Menschen über 65 Jahren nicht die damals von Fachgesellschaften empfohlene tägliche Zufuhr von Vitamin E (MRI 2008; DGE/ÖGE 2024). Diese Beobachtung zeigt sich unabhängig vom Geschlecht.

Die nachfolgenden Angaben beziehen sich auf die bis 2025 gültige höhere Zufuhrempfehlung. Auswertungen bezogen auf den seit 2025 gültigen Schätzwert liegen bisher nicht vor. Daher ist der Anteil an unzureichend Versorgten nicht bekannt. Aufgrund des niedrigeren Referenzwertes ist jedoch von einer in weiten Teilen der Bevölkerung ausreichenden Zufuhr von Vitamin E auszugehen.

Zufuhr vs. Versorgungsstatus
Die Zufuhrmenge von Vitamin E wird durch individuelle Ernährungsgewohnheiten beeinflusst. Bei Vegetariern und Veganern liegt die durchschnittliche tägliche Zufuhr von Vitamin E im Referenzbereich (Bruns et al. 2023). Eine Reduktion oder der Verzicht auf tierische Lebensmittel sowie ein entsprechend höherer Verzehr von pflanzlichen Lebensmitteln gehen bei Erwachsenen mit einer steigenden Vitamin-E-Zufuhr einher: Omnivore 9,16 mg/d; Flexitarier 11,1 mg/d; Vegetarier 13,3 mg/d; Veganer 14,5 mg/d (Dawczynski et al. 2022). Weitere Studien berichten sogar über eine durchschnittliche Vitamin-E-Zufuhr von 24,8 mg/d bei vegan lebenden Erwachsenen, wobei Frauen 20,5 mg/d und Männer 30,2 mg/d aufnehmen (Waldmann et al. 2005). Auch bei Kindern zeigt sich dies: In der *VeChi Diet Study* wiesen vegan ernährte Ein- bis Dreijährige eine höhere Vitamin-E-Zufuhr auf als vegetarisch oder omnivor ernährte Kinder (8,3 mg/d vs. 7,4 mg/d vs. 5,1 mg/d) (Weder et al. 2022). Dieser Befund wird durch weitere Studien bestätigt (Alexy et al. 2021).

Die Ermittlung der Nährstoffzufuhr auf Basis der Ernährungsgewohnheiten der untersuchten Personen ist mit Unsicherheiten behaftet (Eggersdorfer and Schettler 2022). Daher gilt die Bestimmung der Vitamin-E-Versorgung anhand von Plasma- oder Serumkonzentrationen als aussagekräftiger als eine rein rechnerische Abschätzung der Nährstoffzufuhr aus Verzehrdaten. Interessanterweise zeigen gemessene Vitamin-E-Konzentrationen in Plasma bzw. Serum bei Omnivoren und Flexitariern höhere Werte als bei Vegetariern und Veganern (26,7 µmol/l *vs.* 27,1 µmol/l *vs.* 25,0 µmol/l *vs.* 24,0 µmol/l) (Dawczynski et al. 2022), obwohl die Zufuhrdaten ein anderes Bild nahelegen. Unter Berücksichtigung des Referenzwertes von 30 µmol/l im Serum bzw. Plasma wird jedoch deutlich, dass alle Studienteilnehmer, unabhängig von ihren Ernährungsgewohnheiten, suboptimale Vitamin-E-

Konzentration aufweisen. Eine Diskrepanz zwischen der aufgenommenen Vitamin-E-Menge und den gemessenen Vitamin-E-Plasmakonzentrationen wird auch in weiteren Studien beschrieben (Waldmann et al. 2005). In dieser Studie wurde eine mittlere Vitamin-E-Plasmakonzentration von 26,6 µmol/l festgestellt, wobei Frauen höhere Werte aufwiesen als Männer (28,2 µmol/l vs. 24,6 µmol/l). Eine optimale Vitamin-E-Plasmakonzentration von über 30 µmol/l erreichten lediglich 33,3 % der Frauen und 17,4 % der Männer. Dieser Befund wird durch eine weitere Studie bestätigt, in der omnivor lebende Probanden zwar die niedrigste Vitamin-E-Zufuhr, jedoch die höchste Plasmakonzentration aufwiesen (26,0 µmol/l *vs.* 22,7 µmol/l *vs.* 22,1 µmol/l) (Schüpbach et al. 2017).

Die mediane Zufuhr, erhoben in der PopGen-Kontrollkohorte, von α-TOH mit der Nahrung beträgt in Deutschland 11,6 mg/d (Männer: 11,9 mg/d, Frauen: 11,3 mg/d). Dabei erreichten 36,3 % der Männer und 41,2 % der Frauen die empfohlene Zufuhr von Vitamin E aus der Nahrung (Waniek et al. 2017; Eggersdorfer and Schettler 2022). Wird eine α-TOH-Plasmakonzentration von mehr als 30 µmol/l als angemessener Versorgungsstatus angesehen (Raederstorff et al. 2015), so weisen etwa 60 % der Probanden angemessene α-TOH-Konzentrationen auf. Dieser Anteil ist höher als in anderen Studien in Europa (39 %) und den USA (13 %) (McBurney et al. 2015). Eine systematische Analyse mit Daten aus den Jahren 2000 bis 2012 zeigte, dass 82 % der Vitamin-E-Zufuhrmengen unter der empfohlenen Tagesdosis (15 mg/d) lagen. Ein Anteil von 13 % der Serumkonzentrationen unterschritt die Schwelle für funktionelle Defizite (12 µmol/l), wobei dies insbesondere bei Neugeborenen und Kindern der Fall war. Lediglich 21 % der Populationen erreichten angemessene Werte, was auf mögliche globale Versorgungsdefizite hinweist (Péter et al. 2015). Mögliche Ursachen für unzureichende Plasmakonzentrationen sind Tab. 5.2 zu entnehmen.

Tab. 5.2 Bevölkerungsgruppen mit Risiko für eine unzureichende Versorgung mit Vitamin E

Ursachen	Erklärung	Beispiele
Sehr fettarme Ernährung	Vitamin E ist fettlöslich, daher ist die Aufnahme von einer ausreichenden Fettzufuhr abhängig.	
Einseitige Ernährung	Ernährung ist langfristig stark eingeschränkt oder unausgewogen.	
Chronische Erkrankungen (Fettstoffwechselstörungen oder Malabsorption)	Die Fettaufnahme ist beeinträchtigt.	Zöliakie, chronische Bauchspeicheldrüsenentzündung, Kurzdarmsyndrom (nach operativen Eingriffen), Morbus Crohn (wenn der Dünndarm betroffen ist), Gallenwegserkrankungen, Mukoviszidose
Ältere Menschen	Bei Senioren ist die Zufuhr oft niedriger, insbesondere bei einseitiger Ernährung oder altersbedingten Erkrankungen, welche die Fettaufnahme beeinflussen.	
Stillende	Ein erhöhter Bedarf (Stillende: 13 mg/d) wird möglicherweise nicht immer gedeckt, besonders bei unausgewogener Ernährung.	

Aufnahme und Verteilung von Vitamin E sowie sein hepatischer Metabolismus 6

Die orale Bioverfügbarkeit von Vitamin E beträgt ca. 50–80 %, und die Resorption und systemische Verteilung von Vitamin E erfolgt in Abhängigkeit von der intestinalen Fettaufnahme (Flory et al. 2019). Der Transportweg umfasst Dünndarm, Lymphsystem und Blutkreislauf mit anschließender hepatischer Metabolisierung. Die Verteilung betrifft extrahepatische Gewebe. Die Ausscheidung in Form von Metaboliten erfolgt biliär über Faeces und renal über den Urin (Abb. 6.1).

Aufnahme und Verteilung

In Mundhöhle und Magen bleibt Vitamin E aufgrund seiner ausgeprägten Lipophilie unverändert; diese Abschnitte tragen primär zur mechanischen Aufbereitung und partiellen Freisetzung aus der Nahrungsmatrix bei. Eine physiologisch relevante Resorption erfolgt hier nicht. Das exokrine Pankreas spielt eine zentrale Rolle bei der Resorption von Vitamin E, indem es Pankreaslipase und Colipase sezerniert. Diese Enzyme ermöglichen die Hydrolyse von Nahrungslipiden (Bjørneboe et al. 1990; Witt 2013).

Die Resorption von Vitamin E erfolgt im Dünndarm und ist eng an die Prozesse des Lipidverdaus gekoppelt. Im Duodenum wird Vitamin E im Zuge der Emulgierung von Nahrungslipiden in gemischte Mizellen integriert, die mit Gallensäuren und Phospholipiden gebildet werden (Reboul 2017). Die Aufnahme in die Enterozyten des Jejunums erfolgt sowohl über Diffusion als auch über spezifische Transportproteine, darunter *scavenger receptor class B type 1* (SR-B1), *cluster of differentiation 36* (CD36) und *Niemann-Pick C1-like 1* (NPC1L1) (Reboul et al. 2006; Narushima et al. 2008; Goncalves et al. 2014). Für den Transport im wässrigen Milieu des Blutkreislaufs wird Vitamin E in Enterozyten in Chylomikronen integriert und unter Beteiligung des *ATP-binding cassette transporter A1* (ABCA1) in das lymphatische System abgegeben (Li et al. 2013; Flory et al. 2019).

© Der/die Autor(en), exklusiv lizenziert an Springer-Verlag GmbH, DE, ein Teil von Springer Nature 2026
M. Witt-Wallert et al., *Vitamin E im Überblick*, essentials,
https://doi.org/10.1007/978-3-662-73590-9_6

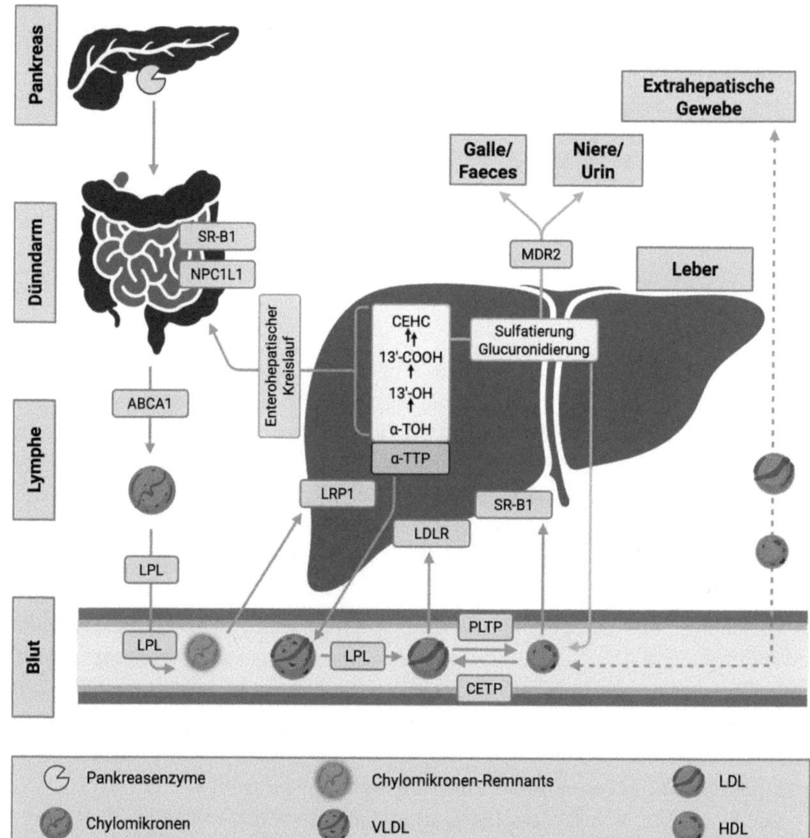

Abb. 6.1 Aufnahme und Verteilung von Vitamin E im Körper. Verwendete Abkürzungen: α-Tocopherol-Transferprotein (α-TTP), *ATP-binding cassette transporter A1* (ABCA1), Carboxyethylhydroxychromanol (CEHC), Cholesterinester-Transferprotein (CETP), *high-density lipoprotein* (HDL), *low-density lipoprotein* (LDL), LDL-Rezeptor (LDLR), Lipoproteinlipase (LPL), *LDL-related protein receptor* (LRP), *multidrug resistance protein* (MDR), *Niemann-Pick C1-like 1* (NPC1L1), Phospholipid-Transferprotein (PLTP), *scavenger receptor class B type 1* (SR-B1), *very-low-density liporotein* (VLDL). Created in BioRender

Die Chylomikronen transportieren Vitamin E über das lymphatische System in den systemischen Blutkreislauf. Im Blut erfolgt die Hydrolyse der Triglyceride in den Chylomikronen durch die endotheliale Lipoproteinlipase (LPL) zur Versorgung bestimmter Gewebe mit Fettsäuren. Im Zuge dieser Lipolyse wird Vitamin E entweder durch das Phospholipid-Transferprotein (PLTP) auf Lipoproteine hoher Dichte (*high-density lipoproteins*, HDL) und Lipoproteine geringer Dichte (*low-density lipoproteins*, LDL) übertragen oder verbleibt in den Chylomikronen-Remnants (Huuskonen et al. 2001). Das Cholesterylester-Transferprotein (CETP) beteiligt sich indirekt an der Vitamin-E-Verteilung, indem es den Austausch von Lipidbestandteilen zwischen HDL und Apolipoprotein B (ApoB)-haltigen Lipoproteinen (*very-low-density liporotein*, VLDL; LDL) vermittelt und so auch die Redistribution von Vitamin E beeinflusst (Lemaire-Ewing et al. 2010; Shrestha et al. 2018; Deng et al. 2022). Über den Rezeptor *LDL-receptor-related protein 1* (LRP1) oder *den low-density lipoprotein receptor* (LDLR) wird das in den Remnants bzw. den LDL verpackte Vitamin E in die Leber aufgenommen, wobei die LDL auch das periphere Gewebe über den LDLR mit Vitamin E versorgen (Lemaire-Ewing et al. 2010).

Leber und hepatischer Metabolismus
In der Leber erfolgt eine Selektion und Metabolisierung der aufgenommenen Kongenere von Vitamin E. An HDL gebundenes Vitamin E wird über den Scavenger-Rezeptor SR-B1 in die Hepatozyten aufgenommen (Reboul et al. 2006). α-TOH wird durch das α-TTP erkannt und bevorzugt in VLDL-Partikel eingebaut, die ins Blut abgegeben werden. Die anderen Kongenere von Vitamin E werden in der Leber katabolisiert (Flory et al. 2019).

Der hepatische Metabolismus von Vitamin E umfasst den Abbau der Tocopherole und Tocotrienole zu den verschiedenen Carboxyethylhydroxychromanolen (CEHC), den kurzkettigen und hydrophilen Metaboliten (Abb. 6.2) (Schmölz et al. 2016a). Dieser Prozess erfolgt in verschiedenen Zellkompartimenten und beginnt im endoplasmatischen Retikulum. Dort wird Tocopherol durch eine ω-Hydroxylierung in 13'-OH umgewandelt. Im nächsten Schritt, welcher im Peroxisom stattfindet, wird 13'-OH durch eine ω-Oxidation zu 13'-COOH weiter metabolisiert. Anschließend folgen fünf Zyklen der β-Oxidation, die analog zu verzweigtkettigen Fettsäuren, wie der Pristansäure, ablaufen und die eine progressive Kettenverkürzung bewirken. Diese β-Oxidationsschritte laufen zunächst im Peroxisom und dann im Mitochondrium ab. Zusätzlich werden die entstehenden Metaboliten durch Sulfatierung und Glucuronidierung modifiziert. Dadurch werden sie wasserlöslich und für die Ausscheidung vorbereitet (Birringer et al. 2001). Auch Tocotrienole unterliegen diesem hepatischen Metabolismus, wobei angenommen

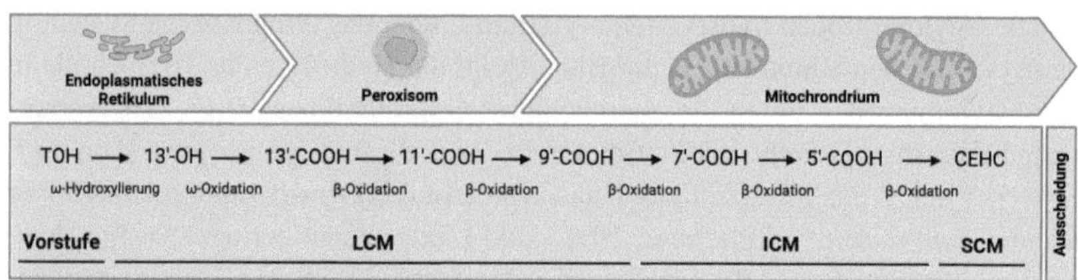

Abb. 6.2 Hepatischer Metabolismus der Tocopherole. Verwendete Abkürzungen: Carboxy-ethylhydroxychromanol (CEHC), *intermediate-chain metabolites* (ICM), *long-chain metabolites* (LCM), *short-chain metabolites* (SCM), Tocopherol (TOH). Created in BioRender

wird, dass die Seitenkette von Tocotrienolen vor der Verkürzung gesättigt ist (Schmölz et al. 2016). Für die Reduktion der Doppelbindungen sind dabei analog zum Abbau ungesättigter Fettsäuren vermutlich Hilfsenzyme wie die 2,4-Dienoyl-CoA-Reduktase und die 3,2-Enoyl-CoA-Isomerase erforderlich (Birringer et al. 2002).

Die Zwischenprodukte des Abbaus werden nach ihrer Kettenlänge klassifiziert:

- Langkettige Vitamin-E-Metabolite (*long-chain metabolites*, LCM): 13'-OH bis 9'-COOH
- Mittelkettige Vitamin-E-Metabolite (*intermediate-chain metabolites*, ICM): 7'-COOH und 5'-COOH
- Kurzkettige Metabolite (*short-chain metabolites*, SCM): CEHC (auch 3'-COOH)

Ausscheidung

Die Ausscheidung von Vitamin E kann sowohl biliär als auch renal erfolgen. Der Transporter *multidrug resistance protein 2* (MDR2) spielt eine signifikante Rolle bei der Sekretion von CEHC in die Galle. Über welchen Weg die metabolischen Intermediate in die Galle gelangen, ist nicht bekannt. Es wird angenommen, dass ein Teil des gesamten Vitamin E einem enterohepatischen Kreislauf unterliegt, während der verbleibende Anteil vermutlich über den Stuhl ausgeschieden wird (Wu and Croft 2007). SCM werden über das Blut transportiert und renal eliminiert, wohingegen Tocopherole, Tocotrienole sowie weitere Metaboliten im Gefäßsystem zirkulieren und biliär sezerniert sowie fäkal ausgeschieden werden (Zhao et al. 2010; Wallert et al. 2014a; Schmölz et al. 2016).

Physiologische Bedeutung und Funktion

7

7.1 Vitamin E als Antioxidans

Die wohl bekannteste Funktion von Vitamin E ist seine Rolle als fettlösliches Antioxidans. Als wichtiger Faktor für den Zellschutz und die Zellfunktion kommt Vitamin E in lipophilen Bestandteilen wie Lipoproteinen oder Zellmembranen vor. Die antioxidative Wirkung von Vitamin E ist in zahlreichen Humanstudien bestätigt worden [zusammengefasst in (Obermüller-Jević 2022)]. Antioxidantien sind Strukturen, welche Zellen oder Zellbestandteile vor oxidativem Stress und reaktiven Sauerstoffspezies (*reactive oxygen species*, ROS) schützen. Oxidativer Stress ist an zahlreichen (patho-)physiologischen Prozessen beteiligt. Während niedriger oxidativer Stress für eine funktionierende Signalübertragung notwendig ist (Hormesis), führt eine übermäßige Bildung von oxidativem Stress zu oxidativen Veränderungen von Lipiden, Proteinen und Nukleinsäuren (Birringer 2011). Das kann zum Verlust biologischer Funktionen und zum Zelltod führen. Typische exogene Ursachen für die ROS-Entstehung sind z. B. biogenetischer (Alter), verhaltensbedingter (Fehlernährung, Tabakkonsum), umweltbedingter (UV-Licht) oder pathogener (akute und chronische Entzündungszustände) Natur (Ray et al. 2012; Obermüller-Jević 2022). In diesem Kontext zeigt α-TOH die höchste antioxidative Kapazität unter den Tocopherolen ($\alpha > \beta > \gamma > \delta$), während die Tocotrienole physiologisch als weniger antioxidativ wirksam gelten (Rose und György 1952; Aggarwal et al. 2010).

Die antioxidative Wirkung von Vitamin E basiert im Wesentlichen auf der Inhibition der Lipidperoxidation, da es in diesem Kontext als kettenbrechendes Antioxidans wirkt und die Oxidation von ungesättigten Fettsäuren unterbindet (Abb. 7.1) (Blaner et al. 2021). Zunächst entsteht durch externe Umwelteinflüsse ein Fettsäureradikal (Initiation). Dieses reagiert anschließend mit Sauerstoff zu einem

M. Witt-Wallert et al., *Vitamin E im Überblick*, essentials,
https://doi.org/10.1007/978-3-662-73590-9_7

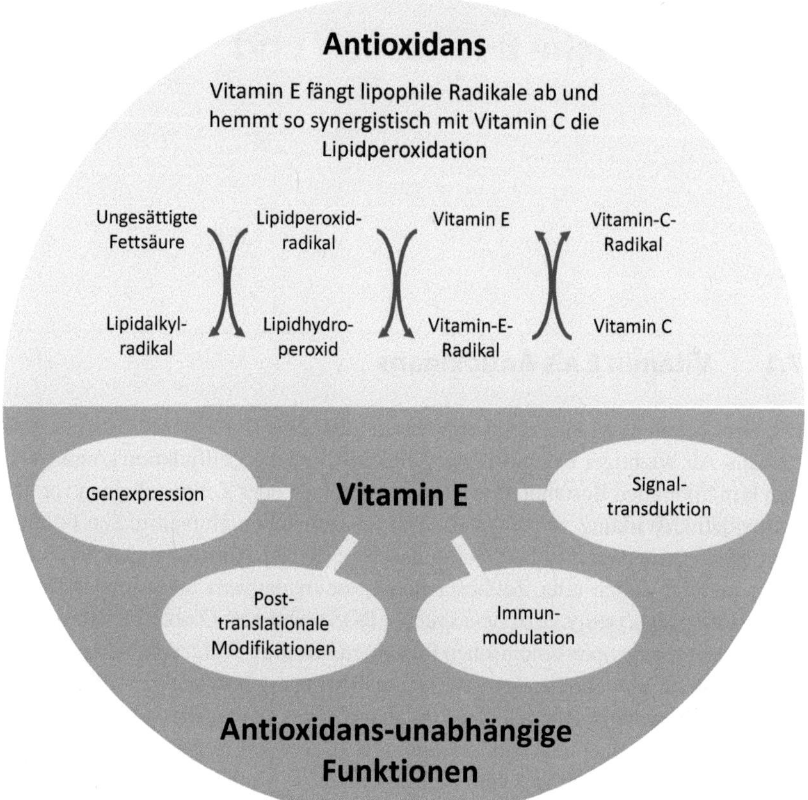

Abb. 7.1 Funktionen als Antioxidans und Antioxidans-unabhängige Funktionen von Vitamin E (Zingg and Azzi 2004; Kamal-Eldin 2019).

Peroxylradikal, dass weitere Fettsäuren oxidieren und somit eine Kettenreaktion (Propagation) auslösen kann. Im dritten Schritt der Reaktion (Termination oder Inhibition), wird die Kettenreaktion gestoppt. Dies geschieht entweder durch die gegenseitige Reaktion der Peroxylradikale oder durch die Interaktion eines kettenbrechenden Antioxidans wie Vitamin E mit den Peroxylradikalen. Die Reaktion mit Vitamin E verläuft schneller als die Oxidation der Fettsäuren, wodurch die Lipidperoxidation effektiv gehemmt wird (Burton und Ingold 1989; Miyazawa et al. 2019; Obermüller-Jević 2022). Die Relevanz von Vitamin C für die antioxidative Wirkung von Vitamin E wird in Abschn. 8.3 beschrieben.

7.2   Antioxidans-unabhängige Funktionen

Die nicht-antioxidativen Funktionen von Vitamin E sind vielfältig und betreffen insbesondere die Genexpression, posttranslationale Proteinmodifikationen, die Signaltransduktion sowie die Immunmodulation (Abb. 7.1). Seit den 1990er-Jahren konnten weitere relevante nicht-antioxidative Funktionen von Vitamin E nachgewiesen werden. Es konnte gezeigt werden, dass α-TOH die Proteinkinase C, die 5-Lipoxygenase (5-LO) und die Phospholipase A_2 hemmt sowie die Protein-phosphatase 2A und die Diacylglycerinkinase aktiviert (Zingg and Azzi 2004). Auf genregulatorischer Ebene wurden bspw. Modulationen von α-TTP, den *Scavenger-*Rezeptoren CD36 und SR-B1, dem *pregnane X receptor* (PXR), dem *sterol regulatory element-binding protein 2* (SREBP2) oder dem *peroxisome proliferator-activted receptor γ* (PPARγ) beobachtet (Birringer et al. 2019; Brigelius-Flohé 2021). Zudem ist bekannt, dass Tocopherole und Tocotrienole inflammatorische und immunmodulatorische Prozesse auf unterschiedlichen Ebenen modulieren. Zu den beteiligten Prozessebenen gehören u. a. der Transkriptionsfaktor *nuclear factor κ-light-chain-enhancer' of activated B cells* (NF-κB) sowie assoziierte Signal-kaskaden, wie die der Cyclooxygenase (COX) 2 oder des Inflammasoms *nucleotide-binding domain and leucine-rich repeat pyrin domain containing 3* (NLRP3) (Wallert et al. 2021). Weiterhin konnte gezeigt werden, dass α-TOH die Zellproliferation, die Thrombozytenaggregation und die Monozytenadhäsion hemmt. Diese Wirkungen stehen nicht in Zusammenhang mit der antioxidativen Aktivität von Vitamin E und deuten möglicherweise auf spezifische Interaktionen von α-TOH mit Enzymen, Strukturproteinen, Lipiden und Transkriptionsfaktoren hin (Zingg and Azzi 2004).

Bedeutung für die Gesundheit

8

8.1 Mangelerscheinungen

Weltweit liegt die Vitamin-E-Aufnahme bei 82 % der Menschen unter 15 mg/d: 91 % in Nord- und Südamerika, 79 % im asiatisch-pazifischen Raum und 80 % in Europa. Weltweit liegen 13 % unter dem Schwellenwert für einen funktionellen Mangel von 12 µmol/l im Serum und gelten damit als mangelernährt, während nur 21 % der untersuchten Populationen den optimalen Wert von ≥ 30 µmol/l erreichen (Péter et al. 2019). Die Spannbreite der physiologischen Serumkonzentrationen reicht von 13–36 µmol/l (Schüpbach et al. 2017) bis 12–48 µmol/l (Hahn 2006) und ist nicht eindeutig definiert. Einige Autoren definieren den Konzentrationsbereich von 13–29 µmol/l α-TOH als den Bereich einer essenziellen und damit suboptimalen Versorgung, während eine Serumkonzentration ab 30 µmol/l bereits mit positiven Gesundheitsaspekten assoziiert sein kann. Die optimale Plasmakonzentration liegt bei 30–44 µmol/l und ist mit einem reduzierten Risiko für die Entstehung nichtübertragbarer Krankheiten assoziiert. Um Serumkonzentrationen von 30–44 µmol/l zu erreichen, ist eine Zufuhr von 55–249 IE/d erforderlich. Eine Zufuhr von mehr als 250 IE/d kann sich positiv auf das Immunsystem, die kardiovaskuläre Gesundheit, die Leber sowie die kognitiven Funktionen auswirken (Péter et al. 2019). Serumkonzentrationen ≥ 45 µmol/l werden dagegen therapeutischen Aspekten zugeordnet. International sind sich Experten einig, dass bei Serumkonzentrationen ≤ 12 µmol/l ein latenter Vitamin-E-Mangel vorliegt (Péter et al. 2019).

M. Witt-Wallert et al., *Vitamin E im Überblick*, essentials, https://doi.org/10.1007/978-3-662-73590-9_8

Vitamin E wird im menschlichen Körper vorrangig in der Leber, im Fettgewebe sowie in den Muskeln gespeichert. Kurzzeitige Aufnahmen unterhalb der empfohlenen Tagesmenge (DGE: 8 mg/d, Kap. 4) können durch Mobilisierung aus diesen Geweben kompensiert werden. Die Halbwertszeit von Vitamin E, insbesondere von α-TOH, spielt dabei eine entscheidende Rolle. Diese variiert zwischen Stunden und mehreren Tagen (Traber et al. 1992; Cheeseman et al. 1995). Dabei spielen individuelle Faktoren wie die Stoffwechselrate, der Vitamin-E-Status und die Art der Vitamin-E-Zufuhr (diätetisch oder supplementiert) eine entscheidende Rolle. Die Halbwertszeit von Vitamin E wird durch die Aufnahme, den Bedarf und die Verwertung im Körper reguliert (Traber et al. 1992, 2021). Eine hochdosierte Zufuhr kann zu einer Verringerung der Halbwertszeit durch eine gesteigerte Metabolisierung und Ausscheidung führen (Kayden and Traber 1993). Eine langfristige unzureichende Zufuhr oder ein erhöhter Bedarf, bspw. während des Stillens, resultiert jedoch häufig in Serumkonzentrationen unter 12 µmol/l, wodurch das Risiko für Hämolyse und neuronale Symptome signifikant ansteigt. Eine α-TOH-Konzentration im Plasma von 12–50 µmol/l ist im Allgemeinen ausreichend, um eine Hämolyse zu verhindern und die Stabilität der Erythrozyten zu gewährleisten (DGE 2025).

Nach Supplementation wird eine Erhöhung der Serumkonzentration auf das Zwei- bis Vierfache beobachtet (Kayden and Traber 1993). Überschüssiges Vitamin E wird in lang-, mittel- und kurzkettige Metabolite umgewandelt, die über Stuhl oder Urin ausgeschieden werden (Kap. 6). Ein Mangel an Vitamin E ist selten, kann aber u. a. bei chronischer Mangelernährung, Lebererkrankungen, schwerem Malabsorptionssyndromen oder erhöhtem Bedarf bei entzündlichen Erkrankungen, wie z. B. Myokardinfarkten (Wallert et al. 2019) oder chronisch-entzündlichen Darmerkrankungen (Albrecht et al. 2014) auftreten (Tab. 8.1). Im Jahr 1981 wurde erstmals die erbliche Vitamin-E-Mangelkrankheit AVED dokumentiert, die durch eine spezifische Form der Neuromyopathie gekennzeichnet ist (Burck et al. 1981). Diese Erkrankung ist auf Mutationen im α-TTP-kodierenden Gen *TTPA* auf Chromosom 8q zurückzuführen (Catignani und Dinning 1971; Ben Hamida et al. 1993; Ouahchi et al. 1995). Die Symptome sind in erster Linie auf erhöhten oxidativen Stress und eine Schädigung der Nerven zurückzuführen und äußern sich vor allem in einer neuronalen Dysfunktion (Tab. 8.1). Irreversible Schäden können durch eine rechtzeitige Diagnose und Behandlung mit Vitamin E verhindert werden (Kohlschütter et al. 2020).

Tab. 8.1 Symptome von AVED

Betroffene Systeme	Symptome
Blut und Gewebe/Organe	Niedrige α-TOH-Konzentrationen
Blut	Hämolytische Anämie (Wilfond et al. 1994; Swann und Kendra 1998)
Neurologisches System	Neuropathie, Ataxie, Myopathie, Hyporeflexie (Traber et al. 1987; Sokol 1988)
Auge	Retinitis pigmentosa (Yokota et al. 1997, 2000), Makuladegeneration (Iwasa et al. 2014)
Fortpflanzungsorgane	Zervikale Dystonie (Pradeep et al. 2020)
Immunsystem	Geschwächte Immunfunktion (De la Fuente et al. 2008), erhöhtes Infektionsrisiko (Machlin 1985)*

Verwendete Abkürzungen: *ataxia with vitamin E deficiency* (AVED), Tocopherol (TOH)
*Diese Effekte sind beschrieben bei Vitamin-E-Mangel im Allgemeinen; sind aber nicht spezifisch für AVED.

8.2 Ernährung vs. Supplementierung (Sicherheitsaspekte)

Vitamin E schützt vor Lipidperoxidation (Abschn. 7.1). Daher steigt möglicherweise der tägliche Bedarf an Vitamin E mit der Menge an zugeführten zur Oxidation neigenden, ungesättigten Fettsäuren. Deshalb orientierten sich Berechnungen zum Bedarf an α-TOH und auch die Ableitung von Referenzwerten für eine angemessene Vitamin-E-Zufuhr bis 2025 häufig anhand der Zufuhr mehrfach ungesättigter Fettsäuren bzw. an der Anzahl ihrer Doppelbindungen. Diese Einschätzung hat jedoch keinen Bestand mehr (DGE/ÖGE 2025). Dennoch wird die Zufuhr von mengen an Vitamin E, welche natürlicherweise in Lebensmitteln vorkommen, generell als sicher angesehen. Der über den physiologischen Bedarf hinausgehenden Zufuhr von Vitamin E, sei es durch die Nahrung oder die Einnahme von Nahrungsergänzungsmitteln, wird vom Körper gegenreguliert. Eine toxische Anreicherung von Vitamin E ist damit unwahrscheinlich (EFSA 2024).

Für die Bewertung der Sicherheit eines Nährstoffes wird mit dem UL eine maximale tägliche Dosis festgelegt, deren Zufuhr keine negativen Effekte auf die menschliche Gesundheit ausübt. National werden die Bewertung und Richtlinien durch das Bundesministerium für Risikobewertung (BfR) und der DGE veröffentlicht. International gelten Vorgaben der EFSA für Europa und des NAM für die USA. Während auf europäischer Ebene eine maximale Zufuhr von 300 mg/d Vitamin E für Erwachsene (EFSA 2024) als unbedenklich eingestuft wird, liegt der amerikanische UL für gesunde Erwachsene bei 1000 mg/d (IOM 2000). Bei einer Zufuhr von 1000 mg/d über einen längeren Zeitraum können jedoch seltene Nebenwirkungen wie eine gestörte Blutgerinnung auftreten, da Vitamin-K-Reserven erschöpfen, was die Gerinnung und Gefäßgesundheit beeinträchtigen kann (Booth et al. 2004). Das BfR empfiehlt eine maximale tägliche Aufnahme von 30 mg α-TOH durch Nahrungsergänzungsmittel (BfR 2021). Diese deutlich niedrigere Höchstmengenempfehlung begründet sich durch Ergebnisse der *The Selenium and Vitamin E Cancer Prevention Trial* (SELECT)-Studie, in der eine Supplementierung von 268 mg/d Vitamin E mit einem erhöhten Prostatakarzinomrisiko assoziiert war (Lippman et al. 2009; Klein et al. 2011; Kristal et al. 2014). Weiterhin zeigte eine Metaanalyse ein erhöhtes Risiko für hämorrhagische Schlaganfälle bei einer Supplementation von 130 bis ca. 200 mg/d (Schürks et al. 2010).

Die Ableitung von ULs erfolgt international auf unterschiedliche Weise. Die EFSA bspw. definiert den UL für die Aufnahme von Vitamin E (α-TOH) als gültig für alle Nahrungsquellen und stereoisomeren Formen von α-TOH (Kap. 4). Der UL findet keine Anwendung für Personen, die Antikoagulanzien oder Thrombozytenaggregationshemmer (z. B. Aspirin) einnehmen, in sekundärer Prävention von Herz-Kreislauf-Erkrankungen sind, unter einem Vitamin-K-Malabsorptionssyndrom leiden oder an Erkrankungen leiden, welche einen Vitamin-E-Mangel verursachen (EFSA 2024).

Im Hinblick auf die Sicherheit von Vitamin-E-Supplementen, vor allem in hohen Dosierungen ist die Metaanalyse von Miller *et al.* relevant, in der 135.967 Teilnehmer aus 19 klinischen Studien hinsichtlich der Effekte von Vitamin E auf die Gesamtmortalität ausgewertet wurden. Es zeigte sich eine signifikante Erhöhung der Gesamtmortalität ab einer täglichen Zufuhr von 2000 IE Vitamin E, während eine Dosis von ≤ 150 IE/d das Risiko senkte (Miller et al. 2005). Die Metaanalyse von Bjelakovic *et al.* lässt ebenso eine Risikoerhöhung durch eine hochdosierte Vitamin-E-Supplementation vermuten. Eine Vielzahl anderer Metaanalysen hingegen zeigten eine inverse (Jiang et al. 2014) bzw. keine (Abner et al. 2011) Assoziation mit der Mortalität. Ein wichtiges Kriterium für die Risikobewertung von Vitamin E sind folgende Parameter: die alleinige Betrachtung von Vitamin E ohne Berücksichtigung weiterer Cosupplemente, wie bspw. andere Vitamine, Mineralstoffe bzw. Antioxidantien (Abschn. 8.3), die untersuchte Kohorte (gesunde im

Vergleich zu chronisch kranken Studienteilnehmern) oder die Anzahl der Studienteilnehmer. Basierend auf der aktuellen Datenlage gibt es keine Hinweise darauf, dass Vitamin E ein erhöhtes Mortalitätsrisiko in der gesunden Allgemeinbevölkerung verursacht (Köpcke 2019). Dennoch ist eine kritische Evaluation der pharmakologischen Dosen von Vitamin E ebenso essenziell für die Risikobewertung von Vitamin E, wie die Verwendung von Vitamin E bei Hochrisikopatienten.

8.3 Wechselwirkungen mit anderen Vitaminen

Vitamin C

Vitamin E und C interagieren auf molekularer Ebene, um eine effiziente Abwehr gegen oxidative Schäden zu gewährleisten. Während der Neutralisation von Lipidperoxylradikalen überträgt α-TOH ein Wasserstoffatom auf das Radikal. Dabei wird Vitamin E oxidiert und es entsteht das relativ stabile Tocopheroxylradikal, welches jedoch nicht mehr in der Lage ist, weitere freie Radikale zu neutralisieren (Blaner et al. 2021). Vitamin C fungiert nun als hydrophiles Reduktionsmittel und überträgt Elektronen auf das Tocopheroxylradikal. Die Übertragung der Elektronen führt zur Reduktion des Tocopheroxylradikals, wodurch die antioxidative Kapazität von Vitamin E wiederhergestellt wird. Die Oxidation von Vitamin C führt zur Bildung von Dehydroascorbinsäure, die Glutathion (GSH)-abhängig regeneriert wird. Dabei entsteht Glutathiondisulfid (GSSG), welches durch die Glutathionreduktase NAD(P)H-abhängig zu GSH reduziert wird (Traber und Stevens 2011; Blaner et al. 2021). Die Regeneration von Vitamin E durch Vitamin C stellt einen entscheidenden Mechanismus dar, durch den die Wirksamkeit der Antioxidantien aufrechterhalten wird. Die Regenerationskaskade ermöglicht es Vitamin E, kontinuierlich freie Radikale in den lipidreichen Zellmembranen zu neutralisieren, während Vitamin C hauptsächlich im wässrigen Milieu agiert. Die daraus resultierende Synergie erweitert den antioxidativen Schutz auf unterschiedliche Zellkompartimente und verstärkt die Abwehr gegen oxidativem Stress erheblich (Halliwell and Gutteridge 2015).

Neben dem engen Zusammenspiel von Vitamin E und C bei der Aufrechterhaltung des antioxidativen Schutzes gibt es weitere Studien, die sich mit der gemeinsamen Verabreichung und deren gesundheitlichen Auswirkungen befassen. Die vorliegenden Studien kommen jedoch nicht zu einem einheitlichen Ergebnis, was u. a. auf die sehr unterschiedlichen Dosierungen von Vitamin E und C, die unterschiedliche Dauer der Interventionen oder den individuellen Gesundheitszustand der Probanden zurückzuführen sein kann (Liao et al. 2022).

Vitamin K

Es ist bekannt, dass hohe Dosen von Vitamin E antikoagulative und antithrombozytäre Wirkungen haben können. Die EFSA hat den UL von Vitamin E basierend auf den Synergismen zwischen Vitamin E und K festgelegt (EFSA 2024). Die Tierstudie von Frank *et al.* hat gezeigt, dass ein hoher Anteil von α-TOH (4000 mg *all-rac*-α-Tocopherylacetate/kg) in der Nahrung die Gerinnung beeinträchtigen kann, wobei tödliche Blutungen durch Vitamin-K-Supplementierung verhindert wurden (Frank et al. 1997). Bei Ratten führte ein α-TOH-Überschuss (100 mg *all-rac*-α-Tocopherol/kg) über Nahrung oder Injektion zu niedrigeren Konzentrationen von Vitamin K1 und Vitamin K2 im extrahepatischen Gewebe im Vergleich zu den Kontrolltieren (Tovar et al. 2006). Bei Personen unter Therapie mit Antikoagulanzien (z. B. Warfarin) besitzt die Vitamin-E-Zufuhr klinische Relevanz, da hohe Zufuhrmengen mit einem erhöhten Blutungsrisiko assoziiert sind (Pastori et al. 2013). Ergänzend wurde gezeigt, dass eine hochdosierte α-TOH-Supplementation (1000 mg/d) bei gesunden Probanden die Konzentrationen von durch Vitamin-K-Mangel induzierten Proteinen erhöhte, was auf eine Beeinträchtigung des Vitamin-K-Status hinweist (Booth et al. 2004). Sowohl α-TOH als auch Vitamin K1 sind fettlösliche Vitamine mit ähnlichen Seitenketten und teilen Stoffwechselprozesse wie intestinale Absorption, Transport, Katabolismus und Ausscheidung. Der Cholesterintransporter NPC1L1 ist an der Absorption beider Vitamine im Intestinum beteiligt (Takada et al. 2015). Beide werden in Chylomikronen zur Leber transportiert, wobei α-TTP α-TOH ins Plasma für die Gewebeverteilung abgibt. Ein vergleichbares Transportprotein für Vitamin K fehlt (Hagstrom et al. 1995). Beim Abbau beider Vitamine kommt es zur ω-Hydroxylierung durch Phase-I-Enzyme, Konjugation durch Phase-II-Enzyme und Ausscheidung über Galle oder Urin (Purtilo et al. 1975; Birringer et al. 2002; Harrington et al. 2005). Dennoch stellt die EFSA fest, dass in Interventionsstudien am Menschen keine relevanten Daten über das Risiko von Blutungsereignissen bei der Supplementierung mit α-TOH gefunden wurden. Alle Studien, auf die sich die Schlussfolgerungen der EFSA stützen, wurden an Populationen durchgeführt, die keine Antikoagulanzien oder Thrombozytenaggregationshemmer einnahmen (EFSA 2024).

8.4   Wechselwirkungen mit Medikamenten

Vitamin E kann mit Medikamenten interagieren und deren Sicherheit sowie Wirksamkeit beeinflussen (Frank and Podszun 2022). Pharmakokinetische Wechselwirkungen betreffen Prozesse wie Freisetzung, Absorption, Verteilung, Metabolisierung und Ausscheidung. Lipidlösliche Verbindungen wie Vitamin E durchlaufen die drei Phasen des xenobiotischen Metabolismus. Phase I wird von CYP-Enzymen (insbesondere CYP3A4) dominiert, die ca. 50 % aller verschreibungspflichtigen Medikamente metabolisieren (Guengerich 1999). Eine CYP3A4-Hemmung erhöht die Wirkstoffkonzentration und das Risiko von Nebenwirkungen, während eine Aktivierung den Wirkstoffabbau beschleunigt und die Wirksamkeit verringert. In Phase II wird die Wasserlöslichkeit durch Enzyme wie Glutathion-S-Transferasen (GST), UDP-Glukuronyltransferasen (UGT) und Sulfotransferasen (SULT) gesteigert. In Phase III der Biotransformation erfolgt der Transport von Xenobiotika und ihren Phase-II-Metaboliten durch selektive Transporter der *solute carrier* (SLC)-Familie (z. B. *organic anion transporting polypeptides* (OATP), *organic anion transporters* (OAT), *organic cation transporters* (OCT)) sowie durch ATP-abhängige ABC-Transporter wie MDR1, *multidrug resistance-associated protein* (MRP) 2 und *breast cancer resistance protein* (BCRP), die den Efflux über biologische Membranen vermitteln (Döring und Petzinger 2014; Morris et al. 2017; Giacomini et al. 2022). Eine Aktivierung dieser Transporter verringert die systemische Konzentration verschiedener Medikamente bis hin zu subtherapeutischen Konzentrationen; dies erhöht das Risiko eines Behandlungsmisserfolges. Eine Inhibierung erhöht demzufolge die systemische Konzentration verschiedener Medikamente und damit das Risiko von Nebenwirkungen.

Bei der Aktivierung oder Inhibierung von Enzymen und Transportern, welche für die Metabolisierung von Wirkstoffen und Nährstoffen verantwortlich sind, haben Kernrezeptoren eine zentrale Funktion. Beispiele sind der *constitutive androstane receptor* (CAR) und PXR (Prakash et al. 2015). Beide Kernrezeptoren bilden Heterodimere mit dem *retinoic acid receptor* (RXR) und binden an das Response-Element der Promotorregion des Zielgens, welches Enzyme für die Metabolisierung von Nährstoffen und Wirkstoffen kodiert. Diese Kernrezeptoren regulieren dabei gemeinsam, aber auch unabhängig bspw. Gene für Proteine der Phase I (CYPs) und Phase III (P-Glycoproteine) (Wang et al. 2012).

Vitamin E folgt als fettlösliches Vitamin dem Weg anderer Nahrungslipide. Wechselwirkungen können daher in allen Prozessen der Verstoffwechselung auftreten, so bspw. bei der Biotransformation von Xenobiotika und der Absorption. Zudem moduliert Vitamin E hepatische Transporter und Enzyme wie CYPs, die für den Arzneimittelabbau entscheidend sind. Vitamin E wird nach der Aufnahme in der Leber CYP3A4-abhängig metabolisiert. Es ist bekannt, dass Vitamin E, genauer α-TOH und γ-T3, an PXR binden und dessen Expression erhöhen und somit CYP3A4 aktivieren (Brigelius-Flohé 2003; Traber 2004; Podszun et al. 2017). Für die hepatisch gebildeten Metaboliten, z. B. α-13'-COOH und δ-T3-13'-COOH, wurden ähnlich Effekte beschrieben (Bartolini et al. 2020, 2021). PXR ist ein molekulares Ziel von Vitamin E (Bartolini et al. 2021) und ist somit ein Schlüsselregulator des Vitamin-E-Metabolismus (Johnson et al. 2013). Die Beteiligung von CYP4F2 am Metabolismus von Vitamin E ist nicht vollständig geklärt. Eine Supplementation von α-TOH zeigte keine Regulation von CYP4F2, was eine Beteiligung am Vitamin-E-Stoffwechsel infrage stellt (Russo et al. 2017; Bartolini et al. 2017, 2021).

Vitamin E beeinflusst ATP-abhängige Transporter wie P-Glykoprotein, die eine zentrale Rolle bei der Absorption, Verteilung und Ausscheidung vieler Medikamente spielen. Durch seine antioxidativen und membranstabilisierenden Eigenschaften kann Vitamin E diese Transportmechanismen modulieren, was die Wirkung von Arzneimitteln beeinflussen kann. Einerseits kann Vitamin E die Effizienz von Efflux-Transportern erhöhen, wodurch Medikamente wie Chemotherapeutika oder Antibiotika schneller aus Zellen entfernt werden (Frank and Podszun 2022). Dies kann ihre Wirksamkeit verringern. Andererseits legen Studien nahe, dass hohe Vitamin-E-Dosen die Aktivität bestimmter transporter hemmen und die Konzentration von Medikamenten im Blut erhöhen können (Frank and Podszun 2022). Die Regulation von ATP-Transportern durch Vitamin E erfolgt überwiegend indirekt, durch den Schutz der Membranlipide und die Modulation oxidativen Stresses, aber auch durch die Beeinflussung der Genexpression von Transportproteinen.

Weiterhin ist die Bioverfügbarkeit von Vitamin E abhängig von der gastrointestinalen Absorption. Wie in Kap. 6 beschrieben wurde, folgt Vitamin E der Aufnahme anderer lipidlöslicher Nährstoffe. Eine Hemmung der Lipidaufnahme hat daher eine verringerte Aufnahme lipidlöslicher Nährstoffe, wie Vitamin E, zur Folge. Ein klassisches Arzneimittel zur Hemmung der gastrointestinalen Lipase ist Orlistat (Dahlin and Beermann 2007). Die übliche Dosierung von 360 mg/d Orlistat führt zu einer vermehrten Ausscheidung nicht-metabolisierter Fettbestandteile der Nahrung, was eine um 40 % verringerte Absorption von Vitamin E (Melia et al. 1996) und damit eine geringere Bioverfügbarkeit und Wirksamkeit zur Folge hat (Filippatos et al. 2008). Die prospektive Studie *XENical in the prevention of Diabetes in Obese Subjects* (XENDOS) und andere Studien zeigen, dass die Einnahme von Orlistat über mehrere Wochen die Plasmakonzentration von Vitamin E signifikant verringert (Tonstad et al. 1994; Torgerson et al. 2004). Auch Therapien mit GLP-1-Rezeptoragonisten, die zu einer schnellen Gewichtsreduktion aufgrund einer verminderten Nahrungsaufnahme führen, erhöhen das Risiko einer unzureichenden Mikronährstoffzufuhr. Davon sind auch fettlösliche Vitamine wie Vitamin E betroffen (Johnson et al. 2025).

Der Transport von Vitamin E erfolgt über Lipoproteine (Kap. 6). Daher ist die Plasmakonzentration von Vitamin E abhängig von der Konzentration der Lipoproteine (Hall et al. 2005). Eine Hyperlipidämie geht demzufolge mit einer erhöhten Konzentration von Vitamin E im Blut einher, wohingegen lipidsenkende

Medikamente die Vitamin-E-Konzentration verringern können. Daher ist bei der Messung der Vitamin-E-Plasmakonzentrationen ggf. eine Adjustierung auf die Lipoproteine sinnvoll. Hierzu gehören bspw. die Statine, die Inhibitoren der 3-Hyd roxy-3-Methylglutaryl-Coenzyme A-Reduktase (HMG-CoA-Reduktase) sind und die Cholesterinkonzentration im Blut senken. Weiterhin sind für Statine pleiotrope Wirkungen beschrieben; sie wirken neben ihren lipidsenkenden Eigenschaften u. a. auch als Antioxidans. In dieser Funktion ist der Verbrauch anderer Antioxidantien, wiE dEm Vitamin E, vErringErt. DahEr ist diE Vitamin-E-Konzentration bei Patienten unter Statintherapie trotz verminderter LDL-Konzentrationen erhöht (Cangemi et al. 2008). Eine Vitamin-E-Gabe zusätzlich zu einer Statintherapie zeigte keinen additiven antioxidativen oder anti-inflammatorischen Effekt.

8.5 Kardiovaskuläre Erkrankungen

Der Zusammenhang zwischen Vitamin E und kardiovaskulären Erkrankungen wurde umfassend betrachtet (Wallert et al. 2014b; Sozen et al. 2019; Xiong et al. 2023; Costa Lemos da Silva et al. 2024). Dies ist auf die hohe weltweite Prävalenz von kardiovaskulären Erkrankungen zurückzuführen, die allein in Europa jährlich fast vier Millionen Todesfälle verursachen und für die bis 2030 weltweit mehr als 23,6 Mio. Todesfälle prognostiziert werden (Sozen et al. 2019). Zu den kardio-vaskulären Erkrankungen und Ereignissen gehören u. a. Herzinsuffizienz und Atherosklerose sowie Myokardinfarkte und Schlaganfälle (Laslett et al. 2012). Die Studienlage zur Wirkung von Vitamin E auf kardiovaskuläre Erkrankungen ist widersprüchlich. Präklinische Studien weisen auf protektive und anti-atherogene Effekte von Vitamin E, insbesondere von α-TOH, hin (Wallert et al. 2014b; Sozen et al. 2019). Randomisierte kontrollierte Studien (*randomized controlled trial*, RCT) liefern dagegen widersprüchliche Ergebnisse: Während eine Metaanalyse von Bjelakovic *et al.* mit 46 RCTs (171.224 Patienten) eine erhöhte Mortalität durch Vitamin-E-Supplementierung ergab (Bjelakovic et al. 2013), berichteten Loffredo *et al.* in einer Metaanalyse mit 16 RCTs (140.491 Patienten), dass Vita-min E allein das Risiko für Myokardinfarkte senkte, in Kombination mit anderen Antioxidantien aber scheinbar unwirksam ist (Loffredo et al. 2015). Die jüngsten Metaanalysen kamen zu dem Schluss, dass Vitamin E einen gewissen Nutzen in der Prävention ischämischer Erkrankungen haben könnte (Loh et al. 2021; Violi et al. 2022). Mehrere Beobachtungsstudien unterstützen das Potenzial von Vitamin E, das Risiko für kardiovaskuläre Erkrankungen zu senken (Gaziano 2004). Bisher ist die Evidenz jedoch zu heterogen, um eine Supplementierung zur Prävention oder Therapie zu empfehlen (Gaziano 2004). Weitere Studien mit besserem Design sind erforderlich, um die Wirksamkeit einer Vitamin-E-Supplementierung bei Patienten mit koronarer Herzkrankheit oder erhöhtem Risiko zu evaluieren (Violi et al. 2022).

Eine mögliche Erklärung für diese widersprüchlichen Ergebnisse könnte der Genotyp Hp2–2 sein, der mit einer kardioprotektiven Wirkung von Vitamin E assoziiert ist (Vardi et al. 2013). Studien zeigten eine signifikante Reduktion kardiovaskulärer Ereignisse durch hochdosiertes Vitamin E bei Patienten mit Diabetes mellitus Typ 2 (T2DM) mit Hp2–2-Genotyp (Dalan et al. 2020). Dieser Zusammenhang wird durch Daten aus einer ausgewählten Kohortenanalyse der Studien *Heart Outcome Prevention Evaluation* (HOPE), *Women's Health Study* (WHS) und *Israel Cardiovascular Vitamin E* (ICARE) unterstützt. In allen drei Studien traten bei T2DM mit einem Hp2–2-Genotyp nach einer Vitamin-E-Intervention weniger kardiovaskuläre Ereignisse und seltener ein kardiovaskulärer Tod auf als bei T2DM mit einem Hp1–1- oder Hp2–1-Genotyp (Hochberg et al. 2017). Damit bleibt Vitamin E ein kontrovers diskutiertes Thema in der kardiovaskulären Forschung mit Potenzial für genotypbasierte Therapieansätze.

8.6 Diabetes mellitus Typ 2

Patienten mit T2DM weisen ein erhöhtes Maß an oxidativem Stress auf. Dies wiederum lässt einen erhöhten Bedarf an Antioxidantien vermuten. Tatsächlich gelten Vitamine mit antioxidativen Eigenschaften, wie bspw. Vitamin E, als antidiabetische Vitamine (Eshak et al. 2019). Die Zufuhr von Vitamin E mit der Ernährung korreliert invers mit dem Risiko für T2DM (HR 0,72; 95 % CI 0,55; 0,95, p = 0,02) (Eshak et al. 2019), und eine adäquate Vitamin-E-Zufuhr während der Schwangerschaft verringert das Risiko von Hyperglykämie und Insulinresistenz (Ley et al. 2013). Die Verbesserung der Insulinsensitivität erfolgt bspw. durch die Aktivierung von PPARγ, was in Tiermodellen (Fang et al. 2010) und Menschen (Paolisso et al. 1993) zu einer verringerten Blutglucosekonzentration führt. Zudem wurde festgestellt, dass Vitamin E die Glucosesekretion und -toleranz verbessert sowie calciumabhängige Endopeptidasen aktiviert. Dies verbessert die Insulinexozytose sowie die antioxidative Wirkung und verringert die Insulinresistenz und trägt damit möglicherweise zur Prävention von T2DM bei (Soleymani et al. 2019). Eine Subgruppenanalyse einer Metaanalyse, welche 14 RCTs zur Supplementierung mit Vitamin E bei Patienten mit niedrigem Ausgangswert an Vitamin E untersuchte, ergab eine signifikante Senkung des Hämoglobin A_{1c} (HbA1c) (−0,58 %, 95 % CI -0,83 bis −0,34) und des Nüchterninsulins (−9,0 pmol/l, 95 % CI -15,90 bis −2,10) (Xu et al. 2014). Eine umfassende Analyse unter Berücksichtigung aller Teilnehmer dieser Metaanalyse zeigte jedoch keinen signifikanten Einfluss einer Vitamin-E-Supplementation auf die Blutzuckerkontrolle, gemessen an der Senkung des HbA1c, des Nüchternblutzuckers und des Nüchterninsulins (Xu et al. 2014). Diese Ergebnisse stimmen mit den Ergebnissen der Studie von Dass *et al.* überein. In dieser Studie erhielten Patienten mit T2DM, die bereits mit Metformin und Glimepirid behandelt wurden, eine Vitamin-E-Ergänzung von 400 mg/d oder ein Placebo. Die Studie zeigte, dass sich die Vitamin-E-Supplementierung positiv auf das Lipidprofil auswirkte, während die glykämischen Werte in der mit Vitamin E behandelten Gruppe im Vergleich zur Placebo-Gruppe unverändert blieben (Dass et al. 2018).

8.7 Neurodegenerative Erkrankungen

Zu den häufigsten neurodegenerativen Erkrankungen gehören Morbus Alzheimer, Morbus Parkinson und die amyotrophe Lateralsklerose (ALS). Oxidativer Stress durch ROS spielt eine Schlüsselrolle in der Pathogenese dieser und anderer neurodegenerativer Erkrankungen. α-TOH reichert sich vor allem in den Organen Leber, Herz, Lunge, Muskel, dem Fettgewebe sowie im Gehirn an (Kiyose et al. 2021). Zudem ist die Halbwertszeit von α-TOH im Gehirn länger als in jedem anderen Organ (Bourre and Clement 1991). Im Gegensatz zu anderen Geweben speichert das Gehirn vorrangig das Stereoisomer *RRR*-α-TOH (Ingold et al. 1987; Clément et al. 1995; Kuchan et al. 2016; Hymøller et al. 2018). Dies lässt vermuten, dass *RRR*-α-TOH eine essenzielle Funktion im Schutz von Nervenzellen ausübt. Daher ist es nicht verwunderlich, dass ein schwerer Vitamin-E-Mangel mit neurodegenerativen Auffälligkeiten einhergehen kann (Ulatowski und Manor 2013; Choi et al. 2015).

Die Funktion von α-TOH in den genannten neurologischen Erkrankungen wurde in Experimenten *in vitro*, in tierexperimentellen Studien sowie in Humanstudien untersucht. *In vitro* konnte Vitamin E bzw. α-TOH durch oxidativen Stress verursachten Schäden im neuralen System entgegenwirken (Yatin et al. 1999; Ricciarelli et al. 2007). In Studien mit transgenen Mäusen, die eine stark erhöhte Produktion des Peptids Amyloid-β (Aβ) aufwiesen, konnte die Bildung und Ablagerung von Aβ durch eine Vitamin-E-Supplementation (2 IE/g Diät) reduziert werden (Sung et al. 2004). Dieses Peptid ist ein zentraler Bestandteil der amyloiden Plaques bei Alzheimer. Die Kombination mit einem *Knockout* von α-TTP führte zudem zu einer früheren und schwereren Ausprägung kognitiver Dysfunktionen (Nishida et al. 2006). EpidemiologischE StudiEn lassEn vErmutEn, dass eine

Vitamin-E-reiche Ernährung das Risiko bzw. das Fortschreiten der Alzheimer-Krankheit bzw. leichter kognitiver Beeinträchtigungen verlangsamen könnte (Perkins et al. 1999; Engelhart et al. 2002; Morris et al. 2002; Ricciarelli et al. 2007). Die Ergebnisse klinischer Studien sind jedoch kontrovers. So zeigte die *Alzheimer's Disease Cooperative Study* (ADCS) bspw. eine Verzögerung der fortschreitenden funktionellen Verschlechterung bei Patienten mit einer bereits vorhandenen moderaten Alzheimer-Krankheit bei einer Gabe von 2000 IE/d Vitamin E (1342 α-TOH-Äquivalente) (Grundman 2000). Eine Metaanalyse ergab, dass Personen mit Morbus Alzheimer oder altersbedingten kognitiven Defiziten und leichter kognitiver Beeinträchtigung (im Vergleich zu gesunden Kontrollpersonen) geringere Konzentrationen von α-TOH im Blut aufwiesen (Alzheimer-Erkrankung: standardisierte mittlere Differenz (SMD) = −0,97, 95 % CI = −1,27 – 0,68; altersbedingte kognitive Defizite und leichte kognitive Beeinträchtigungen: SMD = −0,72, 95 % CI = −1,12 −0,32). Die Konzentrationen anderer Tocopherol-Kongenere (β, γ und δ) blieben unverändert (Ashley et al. 2021). In einer anderen Studie wurde die Gabe von 2000 IE/d Vitamin E bei Patienten mit einer leichten kognitiven Beeinträchtigung als nicht wirksam beobachtet (Petersen et al. 2005). Diese Kontroverse manifestiert sich ebenfalls in weiteren Studien (Lakhan et al. 2021). Es liegen keine Belege dafür vor, dass α-TOH das Fortschreiten einer leichten kognitiven Beeinträchtigung zu einer Demenz verhindert oder die kognitive Funktion bei Menschen mit leichter kognitiver Beeinträchtigung oder durch Morbus Alzheimer bedingter Demenz verbessert (Farina et al. 2017; McCleery et al. 2018).

Ein klassisches Tiermodell der Parkinson-Krankheit kann durch das Neurotoxin 1-Methyl-4-phenyl-1,2,3,6-tetrahydropyridine (MPTP) erzeugt werden. In Mäusen lässt MPTP den Vitamin-E-Index im Gehirn kurzzeitig ansteigen (Adams und Wang 1994). Dies legt die Vermutung nahe, dass Vitamin E zum Gehirn transportiert wird, um dem erhöhten oxidativen Stress entgegenzuwirken. Der toxische Effekt von MTPT wurde durch eine Vitamin-E-Defizienz verstärkt (Odunze et al. 1990). Jedoch zeigten Untersuchungen im heterozygoten und homozygten transgenen *Ttpa*-Mäusen keinen Effekt auf die Dopamindepletion der Neuronen (Ren et al. 2006), einem zentralen Vorgang in der Pathogenese der Parkinson-Krankheit. Eine moderate Erhöhung der Vitamin-E-Konzentration im Gehirn scheint nicht vor den toxischen Wirkungen, wie der Dopamindepletion, einer hohen Dosis MPTP zu schützen (Gong et al. 1991). Erste Studien lassen vermuten, dass γ-TOH eine stärkere protektive Wirkung auf die durch MPTP verursachte Schädigung dopaminerger Neuronen in der Maus als α-TOH hat (Itoh et al. 2006). Epidemiologische Studien deuten darauf hin, dass eine Ernährung, die reich an Vitamin E ist, das Risiko oder das Fortschreiten von Morbus Parkinson verlangsamen könnte (Ricciarelli et al. 2007). Dennoch bestätigen klinische Studien nicht, dass eine Supplementation mit α-TOH den Krankheitsverlauf entgegenwirken oder aufhalten kann. In der *Deprenyl And Tocopherol Antioxidative Therapy of Parkinsonism* (DATATOP)-Studie wurde bspw. untersucht, ob eine Langzeitbehandlung von Patienten mit Morbus Parkinson im Frühstadium der Erkrankung mit 10 mg/d Deprenyl (racemisches Gemisch aus D- und L-Deprenyl), einen Monoaminoxidase-Hemmer und Noradrenalin-Dopamin-freisetzenden Wirkstoff, und/oder 2000 IE/d α-TOH die Zeitspanne verlängern kann, bis die Erkrankung eine weitere Therapie mit Levodopa erfordert (Parkinson Study Group 1989). Nach einer Nachbeobachtung von 14 ± 6 Monaten wurde kein positiver Effekt von α-TOH auf den Verlauf der Erkrankung (Parkinson Study Group 1993; Ricciarelli et al. 2007) und bei kognitiven Leistungstests (Kieburtz et al. 1994) festgestellt. Auch die Vitamin-E-Konzentration in der Zerebrospinalflüssigkeit zeigt keinen Zusammenhang mit dem Risiko einer Parkinson-Erkrankung (Molina et al. 1997). Eine hochdosierte Vitamin-E-Behandlung resultiert in einem Anstieg der Vitamin-E-Konzentration in der Zerebrospinalflüssigkeit und möglicherweise auch im Gehirn (Vatassery et al. 1998). Fahn *et al.* konnten zeigen, dass das Fortschreiten der Parkinson-Krankheit durch eine hohe Dosis an α-TOH (3200 IE/d) in Kombination mit Ascorbinsäure (3000 mg/d) im Durchschnitt um 2,5 Jahre verzögert werden kann (Fahn 1991). In einer aktuellen Studie wurde die Anwendung von Neuroaspis PLP10, einem Gemisch aus Antioxidantien wie 22 mg/d α-TOH und 760 mg/d γ-TOH, über einen Zeitraum von 30 Monaten als adjuvante Behandlung bei Patienten mit Morbus Parkinson untersucht. Das Fortschreiten der Krankheit wurde im Vergleich zur Placebogruppe signifikant verzögert (Pantzaris et al. 2021). In der Fachliteratur finden sich jedoch zahlreiche kontroverse Daten hinsichtlich der Wirksamkeit von α-TOH zur Prävention und/oder Behandlung der Parkinson-Krankheit (Ricciarelli et al. 2007).

Es liegen ebenfalls Beobachtungen vor, die auf einen Zusammenhang zwischen Vitamin E und ALS schließen lassen. Eine Auswertung der ALS-Erkrankungen in der *Alpha-Tocopherol, Beta-Carotene Cancer Prevention* (ATBC)-Studie ergab ein geringeres relatives Risiko bei Personen, die Vitamin E supplementiert haben (0,75 (95 % CI = 0,32–1,79) und bei Personen mit α-TOH-Serumspiegeln $\geq$ 11,6 mg/l von 0,56 (95 % CI = 0,32–0,99) (Michal Freedman et al. 2013). Eine Auswertung der *American Cancer Society's Cancer Prevention Study II* ergab, dass die regelmäßige Einnahme von Vitamin-E-Präparaten über einen Zeitraum von mehr als zehn Jahren mit einem geringeren Risiko assoziiert ist, an ALS zu sterben (0.38 (95 % CI, 0.16–0.92) (Ascherio et al. 2005). Wohingegen in anderen Studien kein Zusammenhang festgestellt wurde (Desnuelle et al. 2001; Graf et al. 2005).

Die vorliegenden wissenschaftlichen Erkenntnisse lassen den Schluss zu, dass Vitamin E vielversprechende Eigenschaften in der Prävention und Behandlung neurodegenerativer Erkrankungen haben könnte (Pelczarski et al. 2025). Eine eindeutige Empfehlung für die Supplementierung bei bestehenden Erkrankungen kann jedoch nicht ausgesprochen werden, da die wissenschaftlichen Erkenntnisse nicht konsistent sind. Es besteht weiterer Forschungsbedarf, um die optimale Dosierung von Vitamin E bei neurodegenerativen Erkrankungen zu bestimmen, die effektivste Form von Vitamin E zu identifizieren, die Wirksamkeit von Kombinationstherapien zu evaluieren und den Einfluss individueller genetischer Faktoren und des individuellen oxidativen Status auf die Effektivität von Vitamin E zu ermitteln.

Auch AVED zählt zu den neurodegenerativen Erkrankungen. Bei einer Nichtbehandlung ist diese gekennzeichnet durch einen massiven Vitamin-E-Mangel gefolgt von einem Verlust von Nervenzellen und einer fortschreitenden Verschlechterung neurologischer Funktionen (Traber et al. 1987; Sokol 1988; Sokol et al. 1988; Schuelke et al. 2000). In der Leber ermöglicht α-TTP die Speicherung von α-TOH und dessen Transfer zur Hepatozytenmembran. Dort wird es von neu gebildeten Lipoproteinen (VLDL oder HDL) aufgenommen und in den Blutkreislauf transportiert, um α-TOH an Gewebe zu liefern (Arai and Kono 2021). Durch den Gendefekt kann diese Funktion des α-TTP nicht mehr erfüllt werden. Symptome der AVED ähneln denen der Friedreich-Ataxie. Im Gegensatz zu anderen neurogenerativen Erkrankungen, bei denen die Studienlage nicht ganz eindeutig ist, ist bei AVED evident, dass eine Supplementation mit Vitamin E, genauer α-TOH, die Symptome lindert und dem Fortschreiten der Erkrankung entgegenwirkt (Harding et al. 1985; Krendel et al. 1987; Sokol et al. 1988; Rayner et al. 1993; Jackson et al. 1996; Labauge et al. 1998; Gabsi et al. 2001; Di Donato et al. 2010; Kohlschütter et al. 2020). Bisher fehlt jedoch die Evidenz dafür, welche Stereoisomere diese Verbesserung der Symptome hervorrufen. Derzeit ist die Studie von Gabsi *et al.* die einzige, welche eine Supplementation mit 800 mg/d natürlichem *RRR*- und synthetischem *all-rac*-α-TOH getestet hat, wobei beide Formen eine Verbesserung der Symptome zeigten (Gabsi et al. 2001). Damit ist der Beleg dieser Vitaminfunktion beim Menschen bisher nur für die *RRR*- und *2R*-Isomere von α-TOH erbracht worden, da sie nachweislich die Symptome von AVED lindern. Wobei ein Nachweis durch den Vergleich von natürlichem und synthetischem Vitamin E in einer randomisierten, doppelblinden, Placebo-kontrollierten Interventionsstudie mit AVED-Patienten noch aussteht.

8.8 Krebserkrankungen

Derzeit stellen Krebserkrankungen die zweithäufigste Todesursache weltweit dar. Prognosen zufolge werden bis zum Jahr 2070 jährlich über 34 Mio. Krebserkrankungen diagnostiziert (Kiri and Ryba 2024). Nach der Diagnose einer Krebserkrankung stehen nur bedingt effektive Therapien zur Verfügung. In der Praxis findet vor allem die Chemotherapie Verwendung. Primärpräventionen umfassen im Wesentlichen die Förderung eines gesunden Lebensstils sowie aktive Krebsvorsorge, wie z. B. Früherkennungsuntersuchungen oder Impfungen (Kleeberg 2018). Die Supplementierung von Vitaminen zur Prävention oder therapeutischen Intervention ist in der Onkologie wiederholt Gegenstand der Forschung – auch Vitamin E wurde in diesem Zusammenhang untersucht (Holch et al. 2017).

Die bekannteste Humanstudie zur Untersuchung des Einflusses von α-TOH auf Krebs ist die SELECT-Studie. Sie analysierte die Wirkung einer Supplementierung mit 400 IE/d *all-rac*-α-Tocopherylacetat, Selen oder einer Kombination beider Substanzen in einer Gruppe männlicher Probanden. Die Ergebnisse zeigten, dass es in der Gruppe mit einer Einnahme von 400 IE/d α-TOH zu mehr Prostatakrebs kam (Klein et al. 2011). Die EFSA wertete sämtliche Studien aus, die den Zusammenhang zwischen der Aufnahme von α-TOH und dem Risiko für Prostatakrebs untersuchten (EFSA 2024). Sie kam jedoch zu dem Schluss, dass aufgrund der Heterogenität der Studien – z. B. hinsichtlich der verabreichten Form von α-TOH, der Dosierung (50 bis 400 mg) oder der Probandenauswahl – keine belastbaren Schlussfolgerungen gezogen werden können. Insgesamt fehlen überzeugende Belege für einen positiven Zusammenhang zwischen der Zufuhr von α-TOH und einem erhöhten Risiko für Prostatakrebs (EFSA 2024). Eine weitere Studie an Frauen (WHS) zeigte bei der Einnahme von 400 mg/d *RRR*-α-TOH keine signifikanten Assoziationen zwischen der Aufnahme und dem Auftreten von Brust-, Lungen- oder Dickdarmkrebs im Vergleich zur Kontrollgruppe (Lee et al. 2005).

Forschung der jüngsten Zeit hat sich zunehmend auf Tocotrienole konzentriert, die in ersten Untersuchungen vielversprechender erscheinen. Bislang wurden zwei Humanstudien durchgeführt, die den therapeutischen Einfluss von Tocotrienolen auf verschiedene Krebsarten untersuchten. Die erste Pilotstudie von Nesaretnam *et al.* evaluierte eine Supplementierung mit einer tocotrienolreichen Fraktion (TRF, 200 mg/d) in Kombination mit Tamoxifen bei Frauen mit frühem Brustkrebs (Nesaretnam et al. 2010). Die Ergebnisse zeigten keinen statistisch signifikanten positiven Effekt auf das Überleben oder das Wiederauftreten von Brustkrebs. Zwar wurde in der Interventionsgruppe eine leicht verbesserte 5-Jahres-Überlebensrate und ein geringeres Risiko für brustkrebsspezifische Mortalität festgestellt, jedoch waren diese Unterschiede nicht signifikant (Nesaretnam et al. 2010). In einer weiteren Studie von Springett *et al.* wurden Patienten mit einem Pankreastumor untersucht. Sie erhielten 13 Tage vor der Operation täglich orale Dosen von δ-T3 in Mengen von 200 bis 3200 mg sowie eine zusätzliche Dosis am Operationstag (Springett et al. 2015). Die Gabe von δ-T3 führte zu einer signifikanten Förderung der Apoptose in den neoplastischen Zellen der Patienten.

Darüber hinaus belegen zahlreiche Studien *in vitro* und an Tieren mögliche antikanzerogene Eigenschaften von Tocotrienolen bei verschiedenen Tumorarten, darunter Blut-, Gehirn-, Brust-, Gebärmutterhals-, Dickdarm-, Leber-, Lungen-, Bauchspeicheldrüsen-, Prostata-, Haut- und Magenkrebs (zusammengefasst in (Sailo et al. 2018)). Tocotrienole erweisen sich als deutlich potenter als die Tocopherol-Formen bei der Hemmung krebsinitiierender Signalwege, wie etwa der durch 5-LOX katalysierten Eicosanoide, COX sowie den Signalwegen von NF-κB und *signal transducer and activator of transcription 3* (STAT3) (Jiang 2017; Sailo et al. 2018).

8.9 Fettlebererkrankungen

Der Begriff *metabolic dysfunction-associated fatty liver disease* (MAFLD) beschreibt ein Spektrum von Lebererkrankungen, das von der isolierten Fettablagerung über die entzündliche Steatohepatitis (*metabolic dysfunction associated steatohepatitis*, MASH) bis hin zur Leberzirrhose reicht (Brunt et al. 2015). Die Erkrankung ist eng mit Stoffwechselstörungen wie T2DM und Dyslipidämien assoziiert (EASL, EASD, EASO 2016) und erhöht das Risiko für Leberzellkarzinome, andere Krebsarten sowie die Gesamtsterblichkeit (Arab et al. 2018). Die Prävalenz der MAFLD wird bis 2025 auf 48,7 % in Europa und 45,4 % in Nordamerika geschätzt (Le et al. 2022). Die Pathogenese ist multifaktoriell und noch nicht vollständig geklärt. Die Insulinresistenz spielt eine zentrale Rolle, da sie die Lipolyse und die Triglyceridspeicherung stört, was zu einer erhöhten Freisetzung freier Fettsäuren führt (Rinella et al. 2023). In Kombination mit Nahrungszucker begünstigt dies die intrahepatische Fettansammlung durch *De-novo*-Lipogenese. Diese Prozesse verursachen oxidativen Stress, Stress des endoplasmatischen Retikulums und die Aktivierung des Inflammasoms, was schließlich zu Entzündung, Hepatozytenschädigung und Progression von MASH, Leberzirrhose und hepatozellulärem Karzinom führt (Rinella et al. 2023).

Lange Zeit galten Gewichtsreduktion und Änderungen des Lebensstils als die einzigen empfohlenen Maßnahmen zur Behandlung der MAFLD. Seit 2025 ist in Deutschland mit Resmetirom ein partieller Agonist des Thyroidhormonrezeptors β zugelassen. Resmetirom kann eine Remission der MASH bewirken, das Krankheitsstadium um einen Grad verbessern und den LDL-Spiegel senken (Harrison et al. 2024). Empfohlen wird die Anwendung in Kombination mit Lebensstilinterventionen, insbesondere Gewichtsreduktion, Ernährungsmodifikation, regelmäßiger körperlicher Aktivität sowie Alkoholkarenz (Tacke et al. 2024). Inkretinbasierte Therapien, wie Semaglutid oder Tirzepatid, zeigten in Studien günstige Effekte bei Patienten mit MAFLD (Valenzuela-Vallejo et al. 2022). Vergleichbare Verbesserungen wurden auch für hochdosierte Vitamin-E-Supplementierung beschrieben (Civelek and Podszun 2022). Vitamin E könnte den erhöhten oxidativen Stress bei MAFLD ausgleichen, da reduzierte α-TOH-Plasmakonzentrationen und eine Anreicherung in hepatischen Lipidtröpfchen beobachtet wurden (Civelek and Podszun 2022). Verschiedene RCTs zeigen, dass 800 IE/d *RRR*-α-TOH den oxidativen Stress reduzieren und die histologischen Merkmale von MASH verbessern, ohne jedoch die Fibrose zu beeinflussen. So zeigte die *Pioglitazone versus Vitamin E versus Placebo for the Treatment of Nondiabetic Patients with Nonalcoholic Steatohepatitis* (PIVENS)-Studie mit 247 Patienten über 96 Wochen eine signifikante Verbesserung der MASH im Vergleich zu Placebo und dem Medikament Pioglitazon (30 mg/d), aber ebenfalls keine Verbesserung der Fibrose (Sanyal et al. 2010). Ähnliche Ergebnisse wurden bei Patienten mit T2DM berichtet (Bril et al. 2019). Ergebnisse einer aktuellen Metaanalyse weisen darauf hin, dass die Vitamin-E-Supplementierung bei MASH-Patienten biochemische und histologische Vorteile bietet, insbesondere durch die Senkung der Leberenzymwerte und die Verbesserung der Fibrose (Hussaini et al. 2025). In einer mehrjährigen Studie mit 236 Patienten konnte zudem gezeigt werden, dass Vitamin E das transplantationsfreie Überleben verlängert und die hepatische Dekompensation reduziert (Vilar-Gomez et al. 2020).

Nach den aktuellen Empfehlungen der *European Association for the Study of the Liver* (EASL) wird Vitamin E aufgrund fehlender aussagekräftiger Phase-III-Studien zur Wirksamkeit bei Steatohepatitis und Fibrose sowie potenzieller Langzeitrisiken nicht als Therapie bei MASH empfohlen (Tacke et al. 2024). Die *American Association for the Study of Liver Diseases* (AASLD) empfiehlt die Anwendung bei Nichtdiabetikern mit MASH (Rinella et al. 2023). Aufgrund der begrenzten Evidenz wird Vitamin E jedoch nicht für Patienten mit MASH-Zirrhose, kryptogener Zirrhose oder ohne Leberbiopsie empfohlen (Rinella et al. 2023). Mögliche Risiken wie Blutungen, Prostatakarzinom und hämorrhagischer Schlaganfall treten mit einer hochdosierten Vitamin-E-Gabe auf (Klein et al. 2011; Owen und Dewald 2025), obwohl in der PIVENS-Studie keine signifikanten Nebenwirkungen im Vergleich zu Placebo oder Pioglitazon dokumentiert wurden (Sanyal et al. 2010; Powell et al. 2021). Die Wirksamkeit einer Vitamin-E-Supplementierung ist individuell unterschiedlich. In der PIVENS-Studie verbesserten sich die histologischen Parameter nur bei ca. 50 % der Patienten, was möglicherweise auf individuelle genetische Variationen, wie den Genotyp Hp2–2 oder Polymorphismen im lipoproteinstoffwechsel, zurückzuführen ist (Witt-Wallert et al. 2026). Genotypbasierte Studien und andere breit angelegte Studien sind notwendig, um Patientengruppen zu identifizieren, die von einer Behandlung profitieren könnten (Sanyal et al. 2010; Lavine 2011; Bril et al. 2019).

Perspektiven 9

Um eine toxische Akkumulation im Körper zu verhindern, wird Vitamin E vermehrt ausgeschieden und die Metabolisierung in der Leber wird intensiviert (Kap. 6). Die Endprodukte dieses Katabolismus werden dann über den Urin ausgeschieden. Alle Formen von Vitamin E durchlaufen den hepatischen Metabolismus, wobei die Nicht-α-TOH-Formen signifikant schneller und effektiver abgebaut werden als α-TOH (Birringer et al. 2002; Leonard et al. 2005). In der Folge wurde der Metabolismus als physiologische Selektion der aktiven Vitamin-E-Form, dem α-TOH, angesehen. Untersuchungen zur physiologischen Bedeutung der Metaboliten ergaben jedoch diverse protektive Eigenschaften (Birringer et al. 2018; Wallert et al. 2020a) (Abb. 9.1). Eine Supplementation von Vitamin E führt zu einem verstärkten Metabolismus, auch von α-TOH. In der Folge erhöht sich die Konzentration der LCM im Serum nach einer Supplementation mit *RRR*-α-TOH. Für die LCM wurden insbesondere anti-inflammatorische (Wallert et al. 2014a; Ciffolilli et al. 2015), immunmodulierende (Pein et al. 2018; Cook-Mills et al. 2022) und anti-kanzerogene (Jiang 2019) Effekte beschrieben. Darüber hinaus regulieren die LCM die Lipidhomöostase (Schmölz et al. 2018; Kluge et al. 2021), den Vitamin-E-Metabolismus, den Fremdstoffwechsel (Traber 2010) und interagieren so mit Arzneimitteln. Die zugrunde liegenden Mechanismen umfassen Interaktionen mit molekularen Signalwegen sowie zellulären und nukleären Rezeptoren. Die Hemmung der Gen- und Proteinexpression des Eicosanoidstoffwechsels (COX-2, 5-LO), der Stickoxidproduktion (iNOS) sowie assoziierter Signalmoleküle (Prostaglandine, Leukotriene und NO), die Bildung proinflammatorischer Zytokine in Immunzellen, die Apoptose und die Zellproliferation in Krebszelllinien. Aufgrund der beschriebenen Effekte liegt es nahe, dass die LCM als Signalmoleküle agieren, welche durch eine metabolische Aktivierung

M. Witt-Wallert et al., *Vitamin E im Überblick*, essentials, https://doi.org/10.1007/978-3-662-73590-9_9

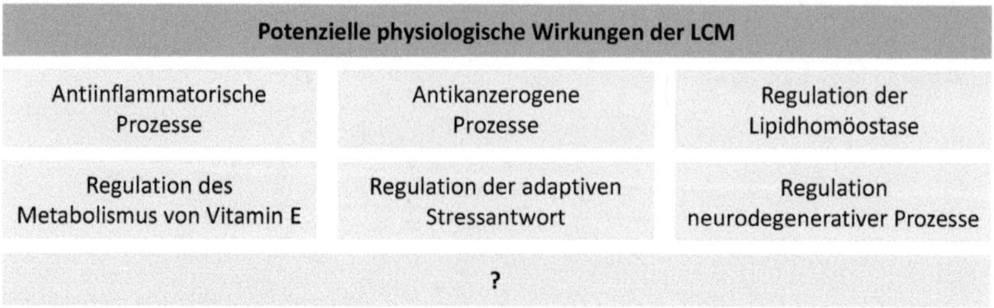

Potenzielle physiologische Wirkungen der LCM		
Antiinflammatorische Prozesse	Antikanzerogene Prozesse	Regulation der Lipidhomöostase
Regulation des Metabolismus von Vitamin E	Regulation der adaptiven Stressantwort	Regulation neurodegenerativer Prozesse
?		

Abb. 9.1 Potenzielle physiologische Wirkungen der LCM. Verwendete Abkürzungen: *long-chain metabolites* (LCM)

von Vitamin E gebildet werden, wie es auch bei anderen lipophilen Vitaminen (z. B. Vitamin D) bekannt ist. Die Erforschung der physiologischen Relevanz dieser Metabolite ist daher entscheidend, um ihre Bedeutung für die menschliche Gesundheit und für medizinische Anwendungen, z. B. als Therapeutika oder Additive zur Behandlung entzündlicher Erkrankungen, zu entschlüsseln. Die physiologische Bildung der Metaboliten aus Vitamin-E-Formen folgt einer Homöostase, um toxische Effekte von Vitamin E durch eine exzessive Akkumulation entgegenzuwirken. Ob diese Mechanismen auch Gültigkeit haben, wenn die LCM als Supplement zugeführt werden, ist unklar. Die Erforschung der Pharmakokinetik und damit der Bioverfügbarkeit der LCM stellt eine zentrale Herausforderung für das Verständnis ihrer Wirksamkeit dar. Ein zentrales Anliegen ist hierbei die Entwicklung von Strategien zur Verbesserung der Bioverfügbarkeit, um die therapeutische Wirksamkeit zu erhöhen. Dabei steht jedoch die Sicherheit einer Dosierung, die noch weiter erforscht werden muss, im Vordergrund. Aufgrund der individuellen Unterschiede im Metabolismus (Bartolini et al. 2021) stellt eine personalisierte Therapie mit LCM einen vielversprechenden Ansatz dar. Zusammenfassend zeigt sich, dass LCM von Vitamin E vielversprechende Perspektiven für die Erforschung seiner Wirksamkeit sowie für die klinische Anwendung bieten. Sie bieten ein großes Potenzial von der Prävention chronischer Erkrankungen bis zur gezielten Behandlung spezifischer Krankheiten. Zukünftige Studien sollten sich daher auf die molekularen Mechanismen, die Bioverfügbarkeit und die Entwicklung personalisierter Therapien konzentrieren.

Schluss 10

Vitamin E ist ein fettlösliches Antioxidans, das Zellmembranen vor Lipidperoxidation schützt und wichtige Funktionen im Körper erfüllt. Es wurde ursprünglich als Antifertilitätsfaktor entdeckt und spielt eine Rolle bei der Fortpflanzung und der Entwicklung des Nervensystems. Ein Mangel an Vitamin E kann zu neuromuskulären Störungen, Anämie und Entzündungen führen. Die Hauptform von Vitamin E im Körper ist α-Tocopherol (α-TOH), das vorrangig vom α-Tocopherol-Transferprotein (α-TTP) transportiert und gespeichert wird. Vitamin E interagiert mit Vitamin C, verstärkt dessen antioxidative Wirkung und schützt so vor oxidativem Stress. Bei hohen Dosen kann es jedoch die Wirkung von Vitamin K beeinträchtigen und das Blutungsrisiko erhöhen. Zudem beeinflusst es die Pharmakokinetik von Medikamenten und kann deren Wirksamkeit verändern. Studien zu den Auswirkungen auf kardiovaskuläre Erkrankungen, Diabetes mellitus Typ 2, neurodegenerative Erkrankungen und Krebs liefern inkonsistente Ergebnisse. Um die genaue Rolle und den Nutzen von Vitamin E in der Prävention und Behandlung dieser Krankheiten zu verstehen, ist weitere Forschung erforderlich.

Was Sie aus diesem *essential* mitnehmen können

- α-TOH (*RRR* und *2R*-Enantiomere) gilt als die wichtigste Vitamin-E-Form im Menschen, die effektiv vom α-TTP transportiert und gespeichert wird, während andere Formen bevorzugt metabolisiert und ausgeschieden werden.
- Vitamin E ist ein fettlösliches Antioxidans, schützt Zellmembranen vor Lipidperoxidation und oxidativem Stress, moduliert Genexpression, Signalwege, Entzündungen und Immunfunktionen.
- Für gesunde Menschen gilt Vitamin E als sicher, eine kritische Bewertung von Hochdosen bleibt jedoch wichtig.
- Vitamin E interagiert mit Vitaminen (Vitamin C und K) und kann die Pharmakokinetik und Pharmakodynamik von Medikamenten beeinflussen.
- Trotz inhomogener Studienlage zur präventiven bzw. therapeutischen Wirkung von α-TOH bei kardiovaskulären, neurodegenerativen und Krebserkrankungen sowie bei Diabetes mellitus Typ 2 zeichnen sich vielversprechende Ergebnisse der Nicht-α-TOH-Formen und bei Patienten mit der Genvariante Hp2-2 ab.

© Der/die Herausgeber bzw. der/die Autor(en), exklusiv lizenziert an Springer-Verlag GmbH, DE, ein Teil von Springer Nature 2026
M. Witt-Wallert et al., *Vitamin E im Überblick*, essentials,
https://doi.org/10.1007/978-3-662-73590-9

Literatur

Abner EL, Schmitt FA, Mendiondo MS, et al (2011) Vitamin E and all-cause mortality: a meta-analysis. Current Aging Science 4:158–170. https://doi.org/10.217 4/1874609811104020158

Adams JD, Wang B (1994) Vitamin E uptake into the brain and 1-methyl-4-phenyl-1,2,3,6-tetrahydropyridine toxicity. Journal of Cerebral Blood Flow and Metabolism 14:362–363. https://doi.org/10.1038/jcbfm.1994.46

Aggarwal BB, Sundaram C, Prasad S, Kannappan R (2010) Tocotrienols, the vitamin E of the 21st century: its potential against cancer and other chronic diseases. Biochemical Pharmacology 80:1613–1631. https://doi.org/10.1016/j.bcp.2010.07.043

Ajayi OO, Charles-Davies MA, Arinola OG (2012) Progesterone, selected heavy metals and micronutrients in pregnant Nigerian women with a history of recurrent spontaneous abortion. African Health Sciences 12:153–159. https://doi.org/10.4314/ahs.v12i2.12

Albrecht H, Hagel A, de Rossi T, et al (2014) Brown bowel syndrome: a rare complication in diseases associated with long-standing malabsorption. Digestion 89:105–109. https://doi.org/10.1159/000357228

Alexy U, Fischer M, Weder S, et al (2021) Nutrient intake and status of German children and adolescents consuming vegetarian, vegan or omnivore diets: results of the VeChi Youth Study. Nutrients 13:1707. https://doi.org/10.3390/nu13051707

Arab JP, Arrese M, Trauner M (2018) Recent insights into the pathogenesis of nonalcoholic fatty liver disease. Annual Review of Pathology: Mechanisms of Disease 13:321–350. https://doi.org/10.1146/annurev-pathol-020117-043617

Arai H, Kono N (2021) α-Tocopherol transfer protein (α-TTP). Free Radical Biology and Medicine 176:162–175. https://doi.org/10.1016/j.freeradbiomed.2021.09.021

Ascherio A, Weisskopf MG, O'Reilly EJ, et al (2005) Vitamin E intake and risk of amyotrophic lateral sclerosis. Annals of Neurology 57:104–110. https://doi.org/10.1002/ana.20316

Ashley S, Bradburn S, Murgatroyd C (2021) A meta-analysis of peripheral tocopherol levels in age-related cognitive decline and Alzheimer's disease. Nutritional Neuroscience 24:795–809. https://doi.org/10.1080/1028415X.2019.1681066

Azzi A (2018) Many tocopherols, one vitamin E. Molecular Aspects of Medicine 61:92–103. https://doi.org/10.1016/j.mam.2017.06.004

© Der/die Herausgeber bzw. der/die Autor(en), exklusiv lizenziert an Springer-Verlag GmbH, DE, ein Teil von Springer Nature 2026
M. Witt-Wallert et al., *Vitamin E im Überblick*, essentials,
https://doi.org/10.1007/978-3-662-73590-9

"""

Bartolini D, De Franco F, Torquato P, et al (2020) Garcinoic acid is a natural and selective agonist of pregnane X receptor. Journal of Medicinal Chemistry 63:3701–3712. https://doi.org/10.1021/acs.jmedchem.0c00012

Bartolini D, Marinelli R, Giusepponi D, et al (2021) Alpha-Tocopherol metabolites (the vitamin E metabolome) and their interindividual variability during supplementation. Antioxidants 10:173. https://doi.org/10.3390/antiox10020173

Bartolini D, Torquato P, Barola C, et al (2017) Nonalcoholic fatty liver disease impairs the cytochrome P-450-dependent metabolism of α-tocopherol (vitamin E). Journal of Nutritional Biochemistry 47:120–131. https://doi.org/10.1016/j.jnutbio.2017.06.003

Ben Hamida C, Doerflinger N, Belal S, et al (1993) Localization of Friedreich ataxia phenotype with selective vitamin E deficiency to chromosome 8q by homozygosity mapping. Nature Genetics 5:195–200. https://doi.org/10.1038/ng1093-195

BfR (2021) Höchstmengenvorschläg für Vitamin E in Lebensmitteln inklusive Nahrungsergänzungsmitteln. https://www.bfr.bund.de/veroeffentlichung/hoechstmengenvorschlaege-fuer-vitamin-e-in-lebensmitteln-inklusive-nahrungsergaenzungsmitteln/ (10.04.2026).

Bieri JG, Evarts RP, Gart JJ (1976) Relative activity of α-tocopherol and γ-tocopherol in preventing oxidative red cell hemolysis. The Journal of Nutrition 106:124–127. https://doi.org/10.1093/jn/106.1.124

Biesalski HK (ed) (2016) Vitamine und Minerale: Indikation, Diagnostik, Therapie, 1st edn. Georg Thieme Verlag, Stuttgart

Birringer M (2011) Hormetics: dietary triggers of an adaptive stress response. Pharmaceutical Research 28:2680–2694. https://doi.org/10.1007/s11095-011-0551-1

Birringer M, Blumberg JB, Eggersdorfer M, et al (2019) History of vitamin E research. In: Weber P, Birringer M, Blumberg JB, et al. (eds) Vitamin E in human health. Springer International Publishing, Cham, pp 7–18.

Birringer M, Drogan D, Brigelius-Flohe R (2001) Tocopherols are metabolized in HepG2 cells by side chain ω-oxidation and consecutive β-oxidation. Free Radical Biology and Medicine 31:226–232. https://doi.org/10.1016/S0891-5849(01)00574-3

Birringer M, Pfluger P, Kluth D, et al (2002) Identities and differences in the metabolism of tocotrienols and tocopherols in HepG2 cells. The Journal of Nutrition 132:3113–3118. https://doi.org/10.1093/jn/131.10.3113

Birringer M, Siems K, Maxones A, et al (2018) Natural 6-hydroxy-chromanols and -chromenols: structural diversity, biosynthetic pathways and health implications. RSC Advances 8:4803–4841. https://doi.org/10.1039/c7ra11819h

Bjelakovic G, Nikolova D, Gluud C (2013) Meta-regression analyses, meta-analyses, and trial sequential analyses of the effects of supplementation with beta-carotene, vitamin A, and vitamin E singly or in different combinations on all-cause mortality: do we have evidence for lack of harm? PLoS ONE 8:e74558. https://doi.org/10.1371/journal.pone.0074558

Bjørneboe A, Bjørneboe G-EAa, Drevon CA (1990) Absorption, transport and distribution of vitamin E. The Journal of Nutrition 120:233–242. https://doi.org/10.1093/jn/120.3.233

Blaner WS, Shmarakov IO, Traber MG (2021) Vitamin A and vitamin E: will the real antioxidant please stand up? Annual Review of Nutrition 41:105–131. https://doi.org/10.1146/annurev-nutr-082018-124228

Booth SL, Golly I, Sacheck JM, et al (2004) Effect of vitamin E supplementation on vitamin K status in adults with normal coagulation status. The American Journal of Clinical Nutrition 80:143–148. https://doi.org/10.1093/ajcn/80.1.143

Börmel L, Geisler AR, Lorkowski S, Wallert M (2024) Importance of vitamin E and its metabolism for health and disease. In: Tappia PS, Shah AK, Dhalla NS (eds) Lipophilic vitamins in health and disease. Springer International Publishing, Cham, pp 181–199.

Bourre JM, Clement M (1991) Kinetics of rat peripheral nerve, forebrain and cerebellum alpha-tocopherol depletion: comparison with different organs. The Journal of Nutrition 121:1204–1207. https://doi.org/10.1093/jn/121.8.1204

Brigelius-Flohé R (2021) Vitamin E research: past, now and future. Free Radical Biology and Medicine 177:381–390. https://doi.org/10.1016/j.freeradbiomed.2021.10.029

Brigelius-Flohé R (2003) Vitamin E and drug metabolism. Biochemical and Biophysical Research Communications 305:737–740. https://doi.org/10.1016/s0006-291x(03)00811-8

Bril F, Biernacki DM, Kalavalapalli S, et al (2019) Role of vitamin E for nonalcoholic steatohepatitis in patients with type 2 diabetes: a randomized controlled trial. Diabetes Care 42:1481–1488. https://doi.org/10.2337/dc19-0167

Bruns A, Nebl J, Jonas W, et al (2023) Nutritional status of flexitarians compared to vegans and omnivores – a cross-sectional pilot study. BMC Nutrition 9:140. https://doi.org/10.1186/s40795-023-00799-6

Brunt EM, Wong VW-S, Nobili V, et al (2015) Nonalcoholic fatty liver disease. Nature Reviews Disease Primers 1:15080. https://doi.org/10.1038/nrdp.2015.80

Burck U, Goebel HH, Kuhlendahl HD, et al (1981) Neuromyopathy and vitamin E deficiency in man. Neuropediatrics 12:267–278. https://doi.org/10.1055/s-2008-1059657

Burton GW, Ingold KU (1989) Vitamin E as an in vitro and in vivo antioxidant. Annals of the New York Academy of Sciences 570:7–22.

Cangemi R, Loffredo L, Carnevale R, et al (2008) Early decrease of oxidative stress by atorvastatin in hypercholesterolaemic patients: effect on circulating vitamin E. European Heart Journal 29:54–62. https://doi.org/10.1093/eurheartj/ehm565

Catignani GL, Dinning JS (1971) Role of vitamin E in the regulation of rabbit liver xanthine dehydrogenase activity. The Journal of Nutrition 101:1327–1330. https://doi.org/10.1093/jn/101.10.1327

Cheeseman KH, Holley AE, Kelly FJ, et al (1995) Biokinetics in humans of RRR-alpha-tocopherol: the free phenol, acetate ester, and succinate ester forms of vitamin E. Free Radical Biology and Medicine 19:591–598. https://doi.org/10.1016/0891-5849(95)00083-a

Choi J, Leonard SW, Kasper K, et al (2015) Novel function of vitamin E in regulation of zebrafish (Danio rerio) brain lysophospholipids discovered using lipidomics. Journal of Lipid Research 56:1182–1190. https://doi.org/10.1194/jlr.M058941

Ciffolilli S, Wallert M, Bartolini D, et al (2015) Human serum determination and in vitro anti-inflammatory activity of the vitamin E metabolite α-(13'-hydroxy)-6-hydroxychroman. Free Radical Biology and Medicine 89:952–962. https://doi.org/10.1016/j.freeradbiomed.2015.08.019

Civelek M, Podszun MC (2022) Genetic factors associated with response to vitamin E treatment in NAFLD. Antioxidants 11:1284. https://doi.org/10.3390/antiox11071284

Clément M, Dinh L, Bourre JM (1995) Uptake of dietary RRR-alpha- and RRR-gamma-tocopherol by nervous tissues, liver and muscle in vitamin-E-deficient rats. Biochimica et Biophysica Acta 1256:175–180. https://doi.org/10.1016/0005-2760(95)00019-9

Cook-Mills JM, Averill SH, Lajiness JD (2022) Asthma, allergy and vitamin E: current and future perspectives. Free Radical Biology and Medicine 179:388–402. https://doi.org/10.1016/j.freeradbiomed.2021.10.037

Costa Lemos da Silva AG, da Silva Ribeiro KD, Alves de Araújo GE, et al (2024) Vitamin E and cardiovascular diseases: an interest to public health? Nutrition Research Reviews 37:131–140. https://doi.org/10.1017/S0954422423000112

Dahlin A, Beermann B (2007) Incorrect use of orlistat and sibutramine in clinical practice. European Journal of Clinical Pharmacology 63:205–209. https://doi.org/10.1007/s00228-006-0226-8

Dalan R, Goh LL, Lim CJ, et al (2020) Impact of vitamin E supplementation on vascular function in haptoglobin genotype stratified diabetes patients (EVAS Trial): a randomised controlled trial. Nutrition and Diabetes 10:13. https://doi.org/10.1038/s41387-020-0116-7

Dass AS, Narayana S, Venkatarathnamma PN (2018) Effect of vitamin E and omega 3 fatty acids in type 2 diabetes mellitus patients. Journal of Advanced Pharmaceutical Technology and Research 9:32–36. https://doi.org/10.4103/japtr.JAPTR_309_17

Dawczynski C, Weidauer T, Richert C, et al (2022) Nutrient intake and nutrition status in vegetarians and vegans in comparison to omnivores – the Nutritional Evaluation (NuEva) Study. Frontiers in Nutrition 9:819106. https://doi.org/10.3389/fnut.2022.819106

De la Fuente M, Hernanz A, Guayerbas N, et al (2008) Vitamin E ingestion improves several immune functions in elderly men and women. Free Radical Research 42:272–280. https://doi.org/10.1080/10715760801898838

Deng S, Liu J, Niu C (2022) HDL and cholesterol ester transfer protein (CETP). In: Zheng L (ed) HDL metabolism and diseases. Springer Nature Singapore, Singapore, pp 13–26.

Desnuelle C, Dib M, Garrel C, Favier A (2001) A double-blind, placebo-controlled randomized clinical trial of alpha-tocopherol (vitamin E) in the treatment of amyotrophic lateral sclerosis. ALS riluzole-tocopherol Study Group. Amyotrophic Lateral Sclerosis and Frontotemporal Degeneration 2:9–18. https://doi.org/10.1080/146608201300079364

DGE, ÖGE (2025) Referenzwerte für die Nährstoffzufuhr. Vitamin E., 3. Auflage, 1. Ausgabe. Deutsche Gesellschaft für Ernährung, Bonn.

DGE, ÖGE (2024) Referenzwerte für die Nährstoffzufuhr, 2. Auflage, 8. aktualisierte Ausgabe. Deutsche Gesellschaft für Ernährung, Bonn.

Di Donato I, Bianchi S, Federico A (2010) Ataxia with vitamin E deficiency: update of molecular diagnosis. Neurological Sciences 31:511–515. https://doi.org/10.1007/s10072-010-0261-1

Döring B, Petzinger E (2014) Phase 0 and phase III transport in various organs: combined concept of phases in xenobiotic transport and metabolism. Drug Metabolism Reviews 46:261–282. https://doi.org/10.3109/03602532.2014.882353

EASL, EASD, EASO (2016) EASL–EASD–EASO clinical practice guidelines for the management of non-alcoholic fatty liver disease. Journal of Hepatology 64:1388–1402. https://doi.org/10.1016/j.jhep.2015.11.004

EFSA (2024) Scientific opinion on the tolerable upper intake level for vitamin E. EFSA Journal 22:8 e8953. https://doi.org/10.2903/j.efsa.2024.8953

Eggersdorfer M, Schettler T (2022) Die Vitamin-E-Versorgung in Deutschland: ausreichend, aber nicht optimal. Ernährung und Medizin 37:144–150. https://doi.org/10.1055/a-1856-2837

Engelhart MJ, Geerlings MI, Ruitenberg A, et al (2002) Dietary intake of antioxidants and risk of Alzheimer disease. Journal of the American Medical Association 287:3223–3229. https://doi.org/10.1001/jama.287.24.3223

Eshak ES, Iso H, Muraki I, Tamakoshi A (2019) Fat-soluble vitamins from diet in relation to risk of type 2 diabetes mellitus in Japanese population. British Journal of Nutrition 121:647–653. https://doi.org/10.1017/S000711451800377X

Evans HM, Bishop KS (1922) On the existence of a hitherto unrecognized dietary factor essential for reproduction. Science 56:650–651. https://doi.org/10.1126/science.56.1458.650

Fahn S (1991) An open trial of high-dosage antioxidants in early Parkinson's disease. The American Journal of Clinical Nutrition 53:380S-382S. https://doi.org/10.1093/ajcn/53.1.380S

Fang F, Kang Z, Wong C (2010) Vitamin E tocotrienols improve insulin sensitivity through activating peroxisome proliferator-activated receptors. Molecular Nutrition and Food Research 54:345–352. https://doi.org/10.1002/mnfr.200900119

Farina N, Llewellyn D, Isaac MGEKN, Tabet N (2017) Vitamin E for Alzheimer's dementia and mild cognitive impairment. Cochrane Database of Systematic Reviews 4:CD002854. https://doi.org/10.1002/14651858.CD002854.pub5

Filippatos TD, Derdemezis CS, Gazi IF, et al (2008) Orlistat-associated adverse effects and drug interactions: a critical review. Drug Safety 31:53–65. https://doi.org/10.2165/00002018-200831010-00005

Flory S, Birringer M, Frank J (2019) Bioavailability and metabolism of vitamin E. In: Weber P, Birringer M, Blumberg JB, et al. (eds) Vitamin E in human health. Springer International Publishing, Cham, pp 31–41.

Frank J, Podszun MC (2022) Wechselwirkungen von Vitamin E mit Arzneistoffen. Ernährung und Medizin 37:93–99. https://doi.org/10.1055/a-1756-0254

Frank J, Weiser H, Biesalski HK (1997) Interaction of vitamins E and K: effect of high dietary vitamin E on phylloquinone activity in chicks. International Journal for Vitamin and Nutrition Research 67:242–247.

Gabsi S, Gouider-Khouja N, Belal S, et al (2001) Effect of vitamin E supplementation in patients with ataxia with vitamin E deficiency. European Journal of Neurology 8:477–481. https://doi.org/10.1046/j.1468-1331.2001.00273.x

Gaziano JM (2004) Vitamin E and cardiovascular disease: observational studies. Annals of the New York Academy of Sciences 1031:280–291. https://doi.org/10.1196/annals.1331.028

Giacomini KM, Yee SW, Koleske ML, et al (2022) New and emerging research on solute carrier and ATP binding cassette transporters in drug discovery and development: outlook from the international transporter consortium. Clinical Pharmacology and Therapeutics 112:540–561. https://doi.org/10.1002/cpt.2627

Goncalves A, Roi S, Nowicki M, et al (2014) Cluster-determinant 36 (CD36) impacts on vitamin E postprandial response. Molecular Nutrition and Food Research 58:2297–2306. https://doi.org/10.1002/mnfr.201400339

Gong L, Daigneault EA, Acuff RV, Kostrzewa RM (1991) Vitamin E supplements fail to protect mice from acute MPTP neurotoxicity. Neuroreport 2:544–546. https://doi.org/10.1097/00001756-199109000-00012

Graf M, Ecker D, Horowski R, et al (2005) High dose vitamin E therapy in amyotrophic lateral sclerosis as add-on therapy to riluzole: results of a placebo-controlled double-blind study. Journal of Neural Transmission 112:649–660. https://doi.org/10.1007/s00702-004-0220-1

Grundman M (2000) Vitamin E and Alzheimer disease: the basis for additional clinical trials. The American Journal of Clinical Nutrition 71:630S-636S. https://doi.org/10.1093/ajcn/71.2.630s

Guengerich FP (1999) Cytochrome P-450 3A4: regulation and role in drug metabolism. Annual Review of Pharmacology and Toxicology 39:1–17. https://doi.org/10.1146/annurev.pharmtox.39.1.1

Hagstrom JN, Bovill EG, Soll RF, et al (1995) The pharmacokinetics and lipoprotein fraction distribution of intramuscular vs. oral vitamin K1 supplementation in women of childbearing age: effects on hemostasis. Thrombosis and Haemostasis 74:1486–1490. https://doi.org/10.1055/s-0038-1649970

Hahn A, Ströhle A, Wolters M (2023) Ernährung: physiologische Grundlagen, Prävention, Therapie: mit 339 Abbildungen und 406 Tabellen, 4., völlig neu bearbeitete und erweiterte Auflage. Wissenschaftliche Verlagsgesellschaft, Stuttgart.

Hahn J-M (2006) Checkliste Innere Medizin. Thieme Verlag.

Hall WL, Jeanes YM, Lodge JK (2005) Hyperlipidemic subjects have reduced uptake of newly absorbed vitamin E into their plasma lipoproteins, erythrocytes, platelets, and lymphocytes, as studied by deuterium-labeled alpha-tocopherol biokinetics. The Journal of Nutrition 135:58–63. https://doi.org/10.1093/jn/135.1.58

Halliwell B, Gutteridge JMC (2015) Free Radicals in Biology and Medicine, 5th edn. Oxford Academic. https://doi.org/10.1093/acprof:oso/9780198717478.001.0001

Harding AE, Matthews S, Jones S, et al (1985) Spinocerebellar degeneration associated with a selective defect of vitamin E absorption. The New England Journal of Medicine 313:32–35. https://doi.org/10.1056/NEJM198507043130107

Harrington DJ, Soper R, Edwards C, et al (2005) Determination of the urinary aglycone metabolites of vitamin K by HPLC with redox-mode electrochemical detection. Journal of Lipid Research 46:1053–1060. https://doi.org/10.1194/jlr.D400033-JLR200

Harrison SA, Bedossa P, Guy CD, et al (2024) A phase 3, randomized, controlled trial of resmetirom in NASH with liver fibrosis. The New England Journal of Medicine 390:497–509. https://doi.org/10.1056/NEJMoa2309000

Head B, La Du J, Tanguay RL, et al (2020) Vitamin E is necessary for zebrafish nervous system development. Scientific Reports 10:15028. https://doi.org/10.1038/s41598-020-71760-x

Hochberg I, Berinstein EM, Milman U, et al (2017) Interaction between the haptoglobin genotype and vitamin E on cardiovascular disease in diabetes. Current Diabetes Reports 17:42. https://doi.org/10.1007/s11892-017-0868-1

Holch J, Michl M, Heinemann V, Erickson N (2017) Vitamine und Spurenelemente in der Onkologie. Deutsche Medizinische Wochenschrift 142:896–902. https://doi.org/10.1055/s-0042-112046

Hussaini H, Kaur Dhanjal M, Mohammed Abdul RH, et al (2025) Efficacy and safety of vitamin E in adults with metabolic dysfunction-associated steatohepatitis: a systematic review and meta-analysis of randomized controlled trials. Cureus 29;17(7):e88949. https://doi.org/10.7759/cureus.88949

Huuskonen J, Olkkonen VM, Jauhiainen M, Ehnholm C (2001) The impact of phospholipid transfer protein (PLTP) on HDL metabolism. Atherosclerosis 155:269–281. https://doi.org/10.1016/S0021-9150(01)00447-6

Hymøller L, Lashkari S, Clausen TN, Jensen SK (2018) Distribution of α-tocopherol stereoisomers in mink (Mustela vison) organs varies with the amount of all-rac-α-tocopheryl acetate in the diet. British Journal of Nutrition 120:1332–1337. https://doi.org/10.1017/S0007114518002878

Ingold KU, Burton GW, Foster DO, et al (1987) Biokinetics of and discrimination between dietary RRR- and SRR-alpha-tocopherols in the male rat. Lipids 22:163–172. https://doi.org/10.1007/BF02537297

IOM (ed) (2000) Dietary reference intakes for vitamin C, vitamin E, selenium, and carotenoids. National Academy Press, Washington, D.C. https://doi.org/10.17226/9810

Itoh N, Masuo Y, Yoshida Y, et al (2006) Gamma-Tocopherol attenuates MPTP-induced dopamine loss more efficiently than alpha-tocopherol in mouse brain. Neuroscience Letters 403:136–140. https://doi.org/10.1016/j.neulet.2006.04.028

Iwasa K, Shima K, Komai K, et al (2014) Retinitis pigmentosa and macular degeneration in a patient with ataxia with isolated vitamin E deficiency with a novel c.717 del C mutation in the TTPA gene. Journal of the Neurological Sciences 345:228–230. https://doi.org/10.1016/j.jns.2014.07.001

Jackson CE, Amato AA, Barohn RJ (1996) Isolated vitamin E deficiency. Muscle and Nerve 19:1161–1165.

Jiang Q (2017) Natural forms of vitamin E as effective agents for cancer prevention and therapy. Advances in Nutrition 8:850–867. https://doi.org/10.3945/an.117.016329

Jiang Q (2019) Natural forms of vitamin E and metabolites – regulation of cancer cell death and underlying mechanisms. IUBMB Life 71:495–506. https://doi.org/10.1002/iub.1978

Jiang S, Pan Z, Li H, et al (2014) Meta-analysis: low-dose intake of vitamin E combined with other vitamins or minerals may decrease all-cause mortality. Journal of Nutritional Science and Vitaminology 60:194–205. https://doi.org/10.3177/jnsv.60.194

Johnson B, Milstead M, Thomas O, et al (2025) Investigating nutrient intake during use of glucagon-like peptide-1 receptor agonist: a cross-sectional study. Frontiers in Nutrition 12:1566498. https://doi.org/10.3389/fnut.2025.1566498

Johnson CH, Bonzo JA, Cheng J, et al (2013) Cytochrome P450 regulation by α-tocopherol in *Pxr*-null and *PXR*-humanized mice. Drug Metabolism and Disposition 41:406–413. https://doi.org/10.1124/dmd.112.048009

Kamal-Eldin A (2019) Antioxidative activity of vitamin E. In: Weber P, Birringer M, Blumberg JB, et al. (eds) Vitamin E in human health. Springer International Publishing, Cham, pp 19–30.

Kamal-Eldin A, Appelqvist L (1996) The chemistry and antioxidant properties of tocopherols and tocotrienols. Lipids 31:671–701. https://doi.org/10.1007/BF02522884

Kaneko K, Kiyose C, Ueda T, et al (2000) Studies of the metabolism of α-tocopherol stereoisomers in rats using [5-methyl-14C] SRR- and RRR-α-tocopherol. Journal of Lipid Research 41:357–367. https://doi.org/10.1016/S0022-2275(20)34474-6

Kayden HJ, Traber MG (1993) Absorption, lipoprotein transport, and regulation of plasma concentrations of vitamin E in humans. Journal of Lipid Research 34:343–358.

Khadangi F, Azzi A (2019) Vitamin E – the next 100 years. IUBMB Life 71:411–415. https://doi.org/10.1002/iub.1990

Kieburtz K, McDermott M, Como P, et al (1994) The effect of deprenyl and tocopherol on cognitive performance in early untreated Parkinson's disease. Parkinson Study Group. Neurology 44:1756–1759. https://doi.org/10.1212/wnl.44.9.1756

Kiri S, Ryba T (2024) Cancer, metastasis, and the epigenome. Molecular Cancer 23:154. https://doi.org/10.1186/s12943-024-02069-w

Kiyose C, Muramatsu R, Kameyama Y, et al (1997) Biodiscrimination of alpha-tocopherol stereoisomers in humans after oral administration. The American Journal of Clinical Nutrition 65:785–789. https://doi.org/10.1093/ajcn/65.3.785

Kiyose C, Nishikawa H, Nagase M, et al (2021) δ-Tocopherol slightly accumulates in the adipose tissue of mice. Journal of Oleo Science 70:247–252. https://doi.org/10.5650/jos.ess20254

Kleeberg U (2018) Ernährung und Bewegung: Die Bedeutung der Lebensführung für Krebs. Deutsche Zeitschrift für Onkologie 50:158–162. https://doi.org/10.1055/a-0635-2899

Klein EA, Thompson IM, Tangen CM, et al (2011) Vitamin E and the risk of prostate cancer: the Selenium and Vitamin E Cancer Prevention Trial (SELECT). JAMA 306:1549. https://doi.org/10.1001/jama.2011.1437

Kluge S, Schubert M, Börmel L, Lorkowski S (2021) The vitamin E long-chain metabolite α-13′-COOH affects macrophage foam cell formation via modulation of the lipoprotein lipase system. Biochimica et Biophysica Acta 1866:158875. https://doi.org/10.1016/j.bbalip.2021.158875

Kohlschütter A, Finckh B, Nickel M, et al (2020) First recognized patient with genetic vitamin E deficiency stable after 36 years of controlled supplement therapy. Neurodegenerative Diseases 20:35–38. https://doi.org/10.1159/000508080

Köpcke W (2019) Vitamin E and mortality: a critical perspective of the conflicting meta-analysis outcomes. In: Weber P, Birringer M, Blumberg JB, et al. (eds) Vitamin E in human health. Springer International Publishing, Cham, pp 235–245.

Krendel DA, Gilchrist JM, Johnson AO, Bossen EH (1987) Isolated deficiency of vitamin E with progressive neurologic deterioration. Neurology 37:538–538. https://doi.org/10.1212/wnl.37.3.538

Kristal AR, Darke AK, Morris JS, et al (2014) Baseline selenium status and effects of selenium and vitamin E supplementation on prostate cancer risk. Journal of the National Cancer Institute 106:3. https://doi.org/10.1093/jnci/djt456

Kuchan MJ, Jensen SK, Johnson EJ, Lieblein-Boff JC (2016) The naturally occurring α-tocopherol stereoisomer RRR-α-tocopherol is predominant in the human infant brain. British Journal of Nutrition 116:126–131. https://doi.org/10.1017/S0007114516001719

Labauge P, Cavalier L, Ichalalène L, Castelnovo G (1998) Friedreich's ataxia and hereditary vitamin E deficiency. Case study. Revue neurologique 154:339–341.

Lakhan R, Sharma M, Batra K, Beatty FB (2021) The role of vitamin E in slowing down mild cognitive impairment: a narrative review. Healthcare 9:1573. https://doi.org/10.3390/healthcare9111573

Laslett LJ, Alagona P, Clark BA, et al (2012) The worldwide environment of cardiovascular disease: prevalence, diagnosis, therapy, and policy issues. Journal of the American College of Cardiology 60:S1–S49. https://doi.org/10.1016/j.jacc.2012.11.002

Lavine JE (2011) Effect of vitamin E or metformin for treatment of nonalcoholic fatty liver disease in children and adolescents: the TONIC randomized controlled trial. JAMA 305:1659. https://doi.org/10.1001/jama.2011.520

Le MH, Yeo YH, Zou B, et al (2022) Forecasted 2040 global prevalence of nonalcoholic fatty liver disease using hierarchical bayesian approach. Clinical and Molecular Hepatology 28:841–850. https://doi.org/10.3350/cmh.2022.0239

Lee I-M, Cook NR, Gaziano JM, et al (2005) Vitamin E in the primary prevention of cardiovascular disease and cancer: the Women's Health Study: a randomized controlled trial. JAMA 294:56. https://doi.org/10.1001/jama.294.1.56

Lemaire-Ewing S, Desrumaux C, Néel D, Lagrost L (2010) Vitamin E transport, membrane incorporation and cell metabolism: is alpha-tocopherol in lipid rafts an oar in the lifeboat? Molecular Nutrition and Food Research 54:631–640. https://doi.org/10.1002/mnfr.200900445

Leonard SW, Paterson E, Atkinson JK, et al (2005) Studies in humans using deuterium-labeled α- and γ-tocopherols demonstrate faster plasma γ-tocopherol disappearance and greater γ-metabolite production. Free Radical Biology and Medicine 38:857–866. https://doi.org/10.1016/j.freeradbiomed.2004.12.001

Ley SH, Hanley AJ, Sermer M, et al (2013) Lower dietary vitamin E intake during the second trimester is associated with insulin resistance and hyperglycemia later in pregnancy. European Journal of Clinical Nutrition 67:1154–1156. https://doi.org/10.1038/ejcn.2013.185

Li G, Gu H, Zhang D (2013) ATP-binding cassette transporters and cholesterol translocation. IUBMB Life 65:505–512. https://doi.org/10.1002/iub.1165

Liao S, Omage SO, Börmel L, et al (2022) Vitamin E and metabolic health: relevance of interactions with other micronutrients. Antioxidants 11:1785. https://doi.org/10.3390/antiox11091785

Lippman SM, Klein EA, Goodman PJ, et al (2009) Effect of selenium and vitamin E on risk of prostate cancer and other cancers: the Selenium and Vitamin E Cancer Prevention Trial (SELECT). JAMA 301:39. https://doi.org/10.1001/jama.2008.864

Loffredo L, Perri L, Di Castelnuovo A, et al (2015) Supplementation with vitamin E alone is associated with reduced myocardial infarction: a meta-analysis. Nutrition, Metabolism and Cardiovascular Diseases 25:354–363. https://doi.org/10.1016/j.numecd.2015.01.008

Loh HC, Lim R, Lee KW, et al (2021) Effects of vitamin E on stroke: a systematic review with meta-analysis and trial sequential analysis. Stroke and Vascular Neurology 6:109–120. 10.1136/svn-2020-000519

Machlin LJ (1985) Clinical uses of vitamin E. Acta Vitaminologica et Enzymologica 7 Suppl:33–43.

Mariotti C, Gellera C, Rimoldi M, et al (2004) Ataxia with isolated vitamin E deficiency: neurological phenotype, clinical follow-up and novel mutations in TTPAgene in Italian families. Neurological Sciences 25:130–137. https://doi.org/10.1007/s10072-004-0246-z

McBurney MI, Yu EA, Ciappio ED, et al (2015) Suboptimal serum α-tocopherol concentrations observed among younger adults and those depending exclusively upon food sources, NHANES 2003-20061-3. PLoS One 10:e0135510. https://doi.org/10.1371/journal.pone.0135510

McCleery J, Abraham RP, Denton DA, et al (2018) Vitamin and mineral supplementation for preventing dementia or delaying cognitive decline in people with mild cognitive impairment. Cochrane Database of Systematic Reviews 11:CD011905. https://doi.org/10.1002/14651858.CD011905.pub2

Melia AT, Koss-Twardy SG, Zhi J (1996) The effect of orlistat, an inhibitor of dietary fat absorption, on the absorption of vitamins A and E in healthy volunteers. Journal of Clinical Pharmacology 36:647–653. https://doi.org/10.1002/j.1552-4604.1996.tb04230.x

Michal Freedman D, Kuncl RW, Weinstein SJ, et al (2013) Vitamin E serum levels and controlled supplementation and risk of amyotrophic lateral sclerosis. Amyotrophic Lateral Sclerosis and Frontotemporal Degeneration 14:246–251. https://doi.org/10.3109/216784 21.2012.745570

Miller ER, Pastor-Barriuso R, Dalal D, et al (2005) Meta-analysis: high-dosage vitamin E supplementation may increase all-cause mortality. Annals of Internal Medicine 142:37–46. https://doi.org/10.7326/0003-4819-142-1-200501040-00110

Miyazawa T, Burdeos GC, Itaya M, et al (2019) Vitamin E: regulatory redox interactions. IUBMB Life 71:430–441. https://doi.org/10.1002/iub.2008

Molina JA, de Bustos F, Jiménez-Jiménez FJ, et al (1997) Cerebrospinal fluid levels of alpha-tocopherol (vitamin E) in Parkinson's disease. ournal of Neural Transmission 104:1287–1293. https://doi.org/10.1007/BF01294729

Morris MC, Evans DA, Bienias JL, et al (2002) Vitamin E and cognitive decline in older persons. Archives of Neurology 59:1125–1132. https://doi.org/10.1001/archneur.59.7.1125

Morris ME, Rodriguez-Cruz V, Felmlee MA (2017) SLC and ABC transporters: expression, localization, and species differences at the blood-brain and the blood-cerebrospinal fluid barriers. American Association of Pharmaceutical Scientists Journal 19:1317–1331. https://doi.org/10.1208/s12248-017-0110-8

MRI (ed) (2008) Nationale Verzehrsstudie II Ergebnisbericht, Teil 2. Karlsruhe. https://www.mri.bund.de/fileadmin/MRI/Institute/EV/NVSII_Abschlussbericht_Teil_2.pdf (10.04.2026).

Narushima K, Takada T, Yamanashi Y, Suzuki H (2008) Niemann-Pick C1-like 1 mediates α-tocopherol transport. Molecular Pharmacology 74:42–49. https://doi.org/10.1124/mol.107.043034

Nesaretnam K, Selvaduray KR, Abdul Razak G, et al (2010) Effectiveness of tocotrienol-rich fraction combined with tamoxifen in the management of women with early breast cancer: a pilot clinical trial. Breast Cancer Research 12:R81. https://doi.org/10.1186/bcr2726

Nishida Y, Yokota T, Takahashi T, et al (2006) Deletion of vitamin E enhances phenotype of Alzheimer disease model mouse. Biochemical and Biophysical Research Communications 350:530–536. https://doi.org/10.1016/j.bbrc.2006.09.083

Obermüller-Jević U (2022) Die Bedeutung von Vitamin E als Antioxidans. Ernährung und Medizin 37:62–70. https://doi.org/10.1055/a-1797-6105

Odunze IN, Klaidman LK, Adams JD (1990) MPTP toxicity in the mouse brain and vitamin E. Neuroscience Letters 108:346–349. https://doi.org/10.1016/0304-3940(90)90665-v

Ouahchi K, Arita M, Kayden H, et al (1995) Ataxia with isolated vitamin E deficiency is caused by mutations in the alpha-tocopherol transfer protein. Nature Genetics 9:141–145. https://doi.org/10.1038/ng0295-141

Owen KN, Dewald O (2025) Vitamin E toxicity. In: StatPearls. StatPearls Publishing, Treasure Island (FL). https://www.ncbi.nlm.nih.gov/books/NBK564373/ (10.04.2026).

Pantzaris M, Loukaides G, Paraskevis D, et al (2021) Neuroaspis PLP10™, a nutritional formula rich in omega-3 and omega-6 fatty acids with antioxidant vitamins including gamma-tocopherol in early Parkinson's disease: a randomized, double-blind, placebo-controlled trial. Clinical Neurology and Neurosurgery 210:106954. https://doi.org/10.1016/j.clineuro.2021.106954

Paolisso G, D'Amore A, Giugliano D, et al (1993) Pharmacologic doses of vitamin E improve insulin action in healthy subjects and non-insulin-dependent diabetic patients. The American Journal of Clinical Nutrition 57:650–656. https://doi.org/10.1093/ajcn/57.5.650

Parkinson Study Group (1989) DATATOP: a multicenter controlled clinical trial in early Parkinson's disease: Parkinson study group. Archives of Neurology 46:1052. https://doi.org/10.1001/archneur.1989.00520460028009

Parkinson Study Group (1993) Effects of tocopherol and deprenyl on the progression of disability in early Parkinson's disease. The New England Journal of Medicine 328:176–183. https://doi.org/10.1056/NEJM199301213280305

Pastori D, Carnevale R, Cangemi R, et al (2013) Vitamin E serum levels and bleeding risk in patients receiving oral anticoagulant therapy: a retrospective cohort study. Journal of the American Heart Association 2:e000364. https://doi.org/10.1161/JAHA.113.000364

Pein H, Ville A, Pace S, et al (2018) Endogenous metabolites of vitamin E limit inflammation by targeting 5-lipoxygenase. Nature Communications 9:3834. https://doi.org/10.1038/s41467-018-06158-5

Pelczarski M, Wolaniuk S, Zaborska M, et al (2025) The role of α-tocopherol in the prevention and treatment of Alzheimer's disease. Molecular and Cellular Biochemistry. https://doi.org/10.1007/s11010-025-05214-1

Perkins AJ, Hendrie HC, Callahan CM, et al (1999) Association of antioxidants with memory in a multiethnic elderly sample using the Third National Health and Nutrition Examination Survey. American Journal of Epidemiology 150:37–44. https://doi.org/10.1093/oxfordjournals.aje.a009915

Péter S, Eggersdorfer M, Weber P (2019) Vitamin E intake and serum levels in the general population: a global perspective. In: Weber P, Birringer M, Blumberg JB, et al. (eds) Vitamin E in human health. Springer International Publishing, Cham, pp 175–188.

Péter S, Friedel A, Roos FF, et al (2015) A systematic review of global alpha-tocopherol status as assessed by nutritional intake levels and blood serum concentrations. International Journal for Vitamin and Nutrition Research 85:261–281. https://doi.org/10.1024/0300-9831/a000281

Petersen RC, Thomas RG, Grundman M, et al (2005) Vitamin E and donepezil for the treatment of mild cognitive impairment. The New England Journal of Medicine 352:2379–2388. https://doi.org/10.1056/NEJMoa050151

Podszun MC, Jakobi M, Birringer M, et al (2017) The long chain α-tocopherol metabolite α-13'-COOH and γ-tocotrienol induce P-glycoprotein expression and activity by activation of the pregnane X receptor in the intestinal cell line LS 180. Molecular Nutrition and Food Research 61:3. https://doi.org/10.1002/mnfr.201600605

Powell EE, Wong VW-S, Rinella M (2021) Non-alcoholic fatty liver disease. The Lancet 397:2212–2224. https://doi.org/10.1016/S0140-6736(20)32511-3

Pradeep S, Ali T, Guduru Z (2020) Ataxia with vitamin E deficiency with predominant cervical dystonia. Movement Disorders Clinical Practice 7:100–103. https://doi.org/10.1002/mdc3.12871

Prakash C, Zuniga B, Song CS, et al (2015) Nuclear receptors in drug metabolism, drug response and drug interactions. Nuclear Receptor Research 2:101178. https://doi.org/10.1131/2015/101178

Purtilo D, Yang JamesPS, Degirolam U, Allegra S (1975) Mononucleosis-associated subacute sclerosing panencephalitis. The Lancet 306:1310–1311. https://doi.org/10.1016/S0140-6736(75)90651-0

Raederstorff D, Wyss A, Calder PC, et al (2015) Vitamin E function and requirements in relation to PUFA. The British Journal of Nutrition 114:1113–22. https://doi.org/10.1017/S000711451500272X

Ray PD, Huang B-W, Tsuji Y (2012) Reactive oxygen species (ROS) homeostasis and redox regulation in cellular signaling. Cellular Signalling 24:981–990. https://doi.org/10.1016/j.cellsig.2012.01.008

Rayner RJ, Doran R, Roussounis SH (1993) Isolated vitamin E deficiency and progressive ataxia. Archives of Disease in Childhood 69:602–603. https://doi.org/10.1136/adc.69.5.602

Reboul E (2017) Vitamin E bioavailability: mechanisms of intestinal absorption in the spotlight. Antioxidants 6:95. https://doi.org/10.3390/antiox6040095

Reboul E, Klein A, Bietrix F, et al (2006) Scavenger receptor class B type I (SR-BI) is involved in vitamin E transport across the enterocyte. Journal of Biological Chemistry 281:4739–4745. https://doi.org/10.1074/jbc.M509042200

Ren Y-R, Nishida Y, Yoshimi K, et al (2006) Genetic vitamin E deficiency does not affect MPTP susceptibility in the mouse brain. Journal of Neurochemistry 98:1810–1816. https://doi.org/10.1111/j.1471-4159.2006.03994.x

Ricciarelli R, Argellati F, Pronzato MA, Domenicotti C (2007) Vitamin E and neurodegenerative disease. Molecular Aspects of Medicine 28:591–606. https://doi.org/10.1016/j.mam.2007.01.004

Rinella ME, Neuschwander-Tetri BA, Siddiqui MS, et al (2023) AASLD Practice Guidance on the clinical assessment and management of nonalcoholic fatty liver disease. Hepatology 77:1797–1835. https://doi.org/10.1097/HEP.0000000000000323

Rose CS, György P (1952) Specificity of hemolytic reaction in vitamin E-deficient erythrocytes. American Journal of Physiology-Legacy Content 168:414–420. https://doi.org/10.1152/ajplegacy.1952.168.2.414

Russo A, Bartolini D, Torquato P, et al (2017) CYP4F2 repression and a modified alpha-tocopherol (vitamin E) metabolism are two independent consequences of ethanol toxicity in human hepatocytes. Toxicology in Vitro 40:124–133. https://doi.org/10.1016/j.tiv.2016.12.014

Sailo BL, Banik K, Padmavathi G, et al (2018) Tocotrienols: the promising analogues of vitamin E for cancer therapeutics. Pharmacological Research 130:259–272. https://doi.org/10.1016/j.phrs.2018.02.017

Sanyal AJ, Chalasani N, Kowdley KV, et al (2010) Pioglitazone, vitamin E, or placebo for nonalcoholic steatohepatitis. The New England Journal of Medicine 362:1675–1685. https://doi.org/10.1056/NEJMoa0907929

Schmölz L, Birringer M, Lorkowski S, Wallert M (2016) Complexity of vitamin E metabolism. World Journal of Biological Chemistry 7:14–43. https://doi.org/10.4331/wjbc.v7.i1.14

Schmölz L, Schubert M, Kirschner J, et al (2018) Long-chain metabolites of vitamin E: interference with lipotoxicity via lipid droplet associated protein PLIN2. Biochimica et Biophysica Acta 1863:919–927. https://doi.org/10.1016/j.bbalip.2018.05.002

Schuelke M, Finckh B, Sistermans EA, et al (2000) Ataxia with vitamin E deficiency: biochemical effects of malcompliance with vitamin E therapy. Neurology 55:1584–1586. https://doi.org/10.1212/wnl.55.10.1584

Schüpbach R, Wegmüller R, Berguerand C, et al (2017) Micronutrient status and intake in omnivores, vegetarians and vegans in Switzerland. European Journal of Nutrition 56:283–293. https://doi.org/10.1007/s00394-015-1079-7

Schürks M, Glynn RJ, Rist PM, et al (2010) Effects of vitamin E on stroke subtypes: meta-analysis of randomised controlled trials. BMJ 341:c5702. https://doi.org/10.1136/bmj.c5702

Shahidi F, Pinaffi-Langley ACC, Fuentes J, et al (2021) Vitamin E as an essential micronutrient for human health: Common, novel, and unexplored dietary sources. Free Radical Biology and Medicine 176:312–321. https://doi.org/10.1016/j.freeradbiomed.2021.09.025

Shamim AA, Schulze K, Merrill RD, et al (2015) First-trimester plasma tocopherols are associated with risk of miscarriage in rural Bangladesh. The American Journal of Clinical Nutrition 101:294–301. https://doi.org/10.3945/ajcn.114.094920

Shrestha S, Wu BJ, Guiney L, et al (2018) Cholesteryl ester transfer protein and its inhibitors. Journal of Lipid Research 59:772–783. https://doi.org/10.1194/jlr.R082735

Smith NW, Fletcher AJ, Dave LA, et al (2021) Use of the DELTA model to understand the food system and global nutrition. The Journal of Nutrition 151:3253–3261. https://doi.org/10.1093/jn/nxab199

Sokol RJ (1988) Vitamin E deficiency and neurologic disease. Annual Review of Nutrition 8:351–373. https://doi.org/10.1146/annurev.nu.08.070188.002031

Sokol RJ, Kayden HJ, Bettis DB, et al (1988) Isolated vitamin E deficiency in the absence of fat malabsorption-familial and sporadic cases: characterization and investigation of causes. Journal of Laboratory and Clinical Medicine 111:548–559.

Soleymani H, Ghorbani M, Allahverdi A, et al (2019) Activation of human insulin by vitamin E: a molecular dynamics simulation study. Journal of Molecular Graphics and Modelling 91:194–203. https://doi.org/10.1016/j.jmgm.2019.06.006

Sozen E, Demirel T, Ozer NK (2019) Vitamin E: regulatory role in the cardiovascular system. IUBMB Life 71:507–515. https://doi.org/10.1002/iub.2020

Springett GM, Husain K, Neuger A, et al (2015) A phase I safety, pharmacokinetic, and pharmacodynamic presurgical trial of vitamin E δ-tocotrienol in patients with pancreatic ductal neoplasia. EBioMedicine 2:1987–1995. https://doi.org/10.1016/j.ebiom.2015.11.025

Sung S, Yao Y, Uryu K, et al (2004) Early vitamin E supplementation in young but not aged mice reduces Abeta levels and amyloid deposition in a transgenic model of Alzheimer's disease. FASEB Journal 18:323–325. https://doi.org/10.1096/fj.03-0961fje

Swann, Kendra (1998) Anaemia, vitamin E deficiency and failure to thrive in an infant. Clinical and Laboratory Haematology 20:61–63. https://doi.org/10.1046/j.1365-2257.1998.00099.x

Szymańska R, Nowicka B, Kruk J (2017) Vitamin E – occurrence, biosynthesis by plants and functions in human nutrition. Mini-Reviews in Medicinal Chemistry 17:1039–1052. https://doi.org/10.2174/1389557516666160725094819

Tacke F, Horn P, Wai-Sun Wong V, et al (2024) EASL–EASD–EASO Clinical Practice Guidelines on the management of metabolic dysfunction-associated steatotic liver disease (MASLD). Journal of Hepatology 81:492–542. https://doi.org/10.1016/j.jhep.2024.04.031

Takada T, Yamanashi Y, Konishi K, et al (2015) NPC1L1 is a key regulator of intestinal vitamin K absorption and a modulator of warfarin therapy. Science Translational Medicine 7:275ra23. https://doi.org/10.1126/scitranslmed.3010329

Tonstad S, Pometta D, Erkelens DW, et al (1994) The effect of the gastrointestinal lipase inhibitor, orlistat, on serum lipids and lipoproteins in patients with primary hyperlipidaemia. European Journal of Clinical Pharmacology 46:405–410. https://doi.org/10.1007/BF00191901

Torgerson JS, Hauptman J, Boldrin MN, Sjöström L (2004) XENical in the prevention of diabetes in obese subjects (XENDOS) study: a randomized study of orlistat as an adjunct to lifestyle changes for the prevention of type 2 diabetes in obese patients. Diabetes Care 27:155–161. https://doi.org/10.2337/diacare.27.1.155

Tovar A, Ameho CK, Blumberg JB, et al (2006) Extrahepatic tissue concentrations of vitamin K are lower in rats fed a high vitamin E diet. Nutrition and Metabolism 3:29. https://doi.org/10.1186/1743-7075-3-29

Traber MG (2021) Vitamin E. Advances in Nutrition 12:1047–1048. https://doi.org/10.1093/advances/nmab019

Traber MG (2004) Vitamin E, nuclear receptors and xenobiotic metabolism. Archives of Biochemistry and Biophysics 423:6–11. https://doi.org/10.1016/j.abb.2003.10.009

Traber MG (2010) Regulation of xenobiotic metabolism, the only signaling function of alpha-tocopherol? Molecular Nutrition and Food Research 54:661–668. https://doi.org/10.1002/mnfr.200900440

Traber MG, Burton GW, Hughes L, et al (1992) Discrimination between forms of vitamin E by humans with and without genetic abnormalities of lipoprotein metabolism. Journal of Lipid Research 33:1171–1182.

Traber MG, Leonard SW, Ebenuwa I, et al (2021) Vitamin E catabolism in women, as modulated by food and by fat, studied using 2 deuterium-labeled α-tocopherols in a 3-phase, nonrandomized crossover study. The American Journal of Clinical Nutrition 113:92–103. https://doi.org/10.1093/ajcn/nqaa298

Traber MG, Sokol RJ, Burton GW, et al (1990) Impaired ability of patients with familial isolated vitamin E deficiency to incorporate alpha-tocopherol into lipoproteins secreted by the liver. Journal of Clinical Investigation 85:397–407. https://doi.org/10.1172/JCI114452

Traber MG, Sokol RJ, Ringel SP, et al (1987) Lack of tocopherol in peripheral nerves of vitamin E-deficient patients with peripheral neuropathy. The New England Journal of Medicine 317:262–265. https://doi.org/10.1056/NEJM198707303170502

Traber MG, Stevens JF (2011) Vitamins C and E: beneficial effects from a mechanistic perspective. Free Radical Biology and Medicine 51:1000–1013. https://doi.org/10.1016/j.freeradbiomed.2011.05.017

Ulatowski L, Manor D (2013) Vitamin E trafficking in neurologic health and disease. Annual Review of Nutrition 33:87–103. https://doi.org/10.1146/annurev-nutr-071812-161252

Valenzuela-Vallejo L, Guatibonza-García V, Mantzoros CS (2022) Recent guidelines for non-alcoholic fatty liver disease (NAFLD)/ fatty liver disease (FLD): are they already outdated and in need of supplementation? Metabolism 136:155248. https://doi.org/10.1016/j.metabol.2022.155248

Vardi M, Levy NS, Levy AP (2013) Vitamin E in the prevention of cardiovascular disease: the importance of proper patient selection. Journal of Lipid Research 54:2307–2314. https://doi.org/10.1194/jlr.R026641

Vatassery GT, Fahn S, Kuskowski MA (1998) Alpha tocopherol in CSF of subjects taking high-dose vitamin E in the DATATOP study. Parkinson Study Group. Neurology 50:1900–1902. https://doi.org/10.1212/wnl.50.6.1900

Vilar-Gomez E, Vuppalanchi R, Gawrieh S, et al (2020) Vitamin E improves transplant-free survival and hepatic decompensation among patients with nonalcoholic steatohepatitis and advanced fibrosis. Hepatology 71:495–509. https://doi.org/10.1002/hep.30368

Violi F, Nocella C, Loffredo L, et al (2022) Interventional study with vitamin E in cardiovascular disease and meta-analysis. Free Radical Biology and Medicine 178:26–41. https://doi.org/10.1016/j.freeradbiomed.2021.11.027

Waldmann A, Koschizke JW, Leitzmann C, Hahn A (2005) Dietary intakes and blood concentrations of antioxidant vitamins in German vegans. International Journal for Vitamin and Nutrition Research 75:28–36. https://doi.org/10.1024/0300-9831.75.1.28

Wallert M, Börmel L, Lorkowski S (2021) Inflammatory diseases and vitamin E – what do we know and where do we go? Molecular Nutrition and Food Research 65:e2000097. https://doi.org/10.1002/mnfr.202000097

Wallert M, Kluge S, Schubert M, et al (2020a) Diversity of chromanol and chromenol structures and functions: an emerging class of anti-inflammatory and anti-carcinogenic agents. Frontiers in Pharmacology 11:362. https://doi.org/10.3389/fphar.2020.00362

Wallert M, März W, Lorkowski S (2020b) Vitaminmangel: Welche Laboruntersuchungen sind sinnvoll? MMW – Fortschritte der Medizin 162:50–58. https://doi.org/10.1007/s15006-020-4319-6

Wallert M, Mosig S, Rennert K, et al (2014a) Long-chain metabolites of α-tocopherol occur in human serum and inhibit macrophage foam cell formation in vitro. Free Radical Biology and Medicine 68:43–51. https://doi.org/10.1016/j.freeradbiomed.2013.11.009

Wallert M, Schmölz L, Galli F, et al (2014b) Regulatory metabolites of vitamin E and their putative relevance for atherogenesis. Redox Biology 2:495–503. https://doi.org/10.1016/j.redox.2014.02.002

Wallert M, Ziegler M, Wang X, et al (2019) α-Tocopherol preserves cardiac function by reducing oxidative stress and inflammation in ischemia/reperfusion injury. Redox Biology 26:101292. https://doi.org/10.1016/j.redox.2019.101292

Wang Y-M, Ong SS, Chai SC, Chen T (2012) Role of CAR and PXR in xenobiotic sensing and metabolism. Expert Opinion on Drug Metabolism and Toxicology 8:803–817. https://doi.org/10.1517/17425255.2012.685237

Waniek S, Di Giuseppe R, Esatbeyoglu T, et al (2017) Vitamin E (α- and γ-tocopherol) levels in the community: distribution, clinical and biochemical correlates, and association with dietary patterns. Nutrients 10:3. https://doi.org/10.3390/nu10010003

Weder S, Keller M, Fischer M, et al (2022) Intake of micronutrients and fatty acids of vegetarian, vegan, and omnivorous children (1-3 years) in Germany (VeChi Diet Study). European Journal of Nutrition 61:1507–1520. https://doi.org/10.1007/s00394-021-02753-3

Wilfond BS, Farrell PM, Laxova A, Mischler E (1994) Severe hemolytic anemia associated with vitamin E deficiency in infants with cystic fibrosis: implications for neonatal screening. Clinical Pediatrics 33:2–7. https://doi.org/10.1177/000992289403300101

Witt H (2013) Physiologie und Embryologie des Pankreas. In: Rodeck B, Zimmer K-P (eds) Pädiatrische Gastroenterologie, Hepatologie und Ernährung. Springer Berlin Heidelberg, Berlin, Heidelberg, pp 547–555.

Witt-Wallert M, Atkinson J, Azzi A, Bartolini D, et al (2026) Beyond 100 years of vitamin E and related molecules – Milestones and open challenges. Mol Asp Med eingereicht.

Wu JH, Croft KD (2007) Vitamin E metabolism. Molecular Aspects of Medicine 28:437–452. https://doi.org/10.1016/j.mam.2006.12.007

Xiong Z, Liu L, Jian Z, et al (2023) Vitamin E and multiple health outcomes: an umbrella review of meta-analyses. Nutrients 15:3301. https://doi.org/10.3390/nu15153301

Xu R, Zhang S, Tao A, et al (2014) Influence of vitamin E supplementation on glycaemic control: a meta-analysis of randomised controlled trials. PLoS One 9:e95008. https://doi.org/10.1371/journal.pone.0095008

Yatin SM, Aksenov M, Butterfield DA (1999) The antioxidant vitamin E modulates amyloid beta-peptide-induced creatine kinase activity inhibition and increased protein oxidation: implications for the free radical hypothesis of Alzheimer's disease. Neurochemical Research 24:427–435. https://doi.org/10.1023/a:1020997903147

Yokota T, Shiojiri T, Gotoda T, et al (1997) Friedreich-like ataxia with retinitis pigmentosa caused by the His101Gln mutation of the alpha-tocopherol transfer protein gene. Annals of Neurology 41:826–832. https://doi.org/10.1002/ana.410410621

Yokota T, Uchihara T, Kumagai J, et al (2000) Postmortem study of ataxia with retinitis pigmentosa by mutation of the alpha-tocopherol transfer protein gene. Journal of Neurology, Neurosurgery and Psychiatry 68:521–525. https://doi.org/10.1136/jnnp.68.4.521

Zhao Y, Lee M-J, Cheung C, et al (2010) Analysis of multiple metabolites of tocopherols and tocotrienols in mice and humans. Journal of Agricultural and Food Chemistry 58:4844–4852. https://doi.org/10.1021/jf904464u

Zingg J-M, Azzi A (2004) Non-antioxidant activities of vitamin E. Current Medicinal Chemistry 11:1113–1133. https://doi.org/10.2174/0929867043365332

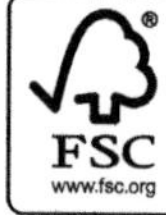